だいわ文庫

和の暦手帖
二十四節気と七十二候を愉しむ

松村賢治

JN047885

大和書房

はじめに

暦は季節のうつろいや風物詩を伝えてくれます。なかでも二十四節気《にじゅうしせっき》は、めぐる季節の節目を私たちに教え、時候に合わせた暮らし方へと導く目安です。また、5日ごとの自然の営みを記録した七十二候《しちじゅうにこう》は、繊細でみずみずしい季節感を届けてくれます。

大自然のリズムも暦から読み取れます。日の出・日の入り、月の満ち欠け、潮《しお》の満ち引きの時間やサイクルを知ることで、地球の鼓動を感じることができます。そして、旧暦を知ると月と生き物が一体となったバイオリズムにも気がつくでしょう。

お日柄といわれる日々の吉凶や、方位の吉凶を示すことも昔から暦に求められるものでした。そこには自然や運命をうらまず、甘んじて受け止めるという日本人の自然観、人生観が表れています。それは謙虚に生きるための暮らしの指針だったのです。

こうして暦を読みとくと、次第に旧暦の素晴らしさに気づいていきます。月の周期に合わせた自然の営み、人間の暮らしといったものがいかに理にかなっているか。

暦や旧暦の知識に関する本は多数ありますが、本書のように暦のいろいろな使い方を細かく紹介し、それを暮らしに生かす提案をしている本は少ないのではないでしょうか。

どうぞ、暦と旧暦をあなたの暮らしに生かしてください。そして、四季のある土地に生きる人間としてのよろこびを再確認していただれば幸いです。

松村賢治

もくじ

はじめに――2
暦キーワードＩＮＤＥＸ――9
暦を読みとき、暮らしに生かす・楽しむ――14

第1章 二十四節気、七十二候を楽しむ

季節のうつりかわりを知らせる二十四節気と七十二候、祭礼や風俗行事――18
四季の暦――20
二十四節気・七十二候――24
行事や祭りは季節の風物詩――26
旧暦1月 初春――30
立春／東風解凍 黄鶯睍睆 魚上氷
雨水／土脉潤起 霞始靆 草木萌動
旧暦2月 仲春――36
啓蟄／蟄虫啓戸 桜始開 菜虫化蝶
春分／雀始巣 桃始笑 雷乃発声

旧暦3月　晩春――42
清明／玄鳥至　鴻雁北　虹始見
穀雨／葭始生　霜止出苗　牡丹華
旧暦5月　仲夏――54
芒種／蟷螂生　腐草為螢　梅子黄
夏至／乃東枯　菖蒲華　半夏生
旧暦7月　初秋――68
立秋／涼風至　寒蟬鳴　蒙霧升降
処暑／綿柎開　天地始粛　禾乃登
旧暦9月　晩秋――80
寒露／鴻雁来　菊花開　蟋蟀在戸
霜降／霜始降　霎時施　楓蔦黄
旧暦11月　仲冬――92
大雪／閉塞成冬　熊蟄穴　鱖魚群
冬至／乃東生　麋角解　雪下出麦

旧暦4月　初夏――48
立夏／鼃始鳴　蚯蚓出　竹笋生
小満／蚕起食桑　紅花栄　麦秋至
旧暦6月　晩夏――60
小暑／温風至　蓮始開　鷹乃学習
大暑／桐始結花　土潤溽暑　大雨時行
旧暦8月　仲秋――74
白露／草露白　鶺鴒鳴　玄鳥去
秋分／雷乃収声　蟄虫坏戸　水始涸
旧暦10月　初冬――86
立秋／山茶始開　地始凍　金盞香
小雪／虹蔵不見　朔風払葉　橘始黄
旧暦12月　晩冬――98
小寒／芹乃栄　水泉動　雉始雊
大寒／欵冬華　水沢腹堅　鶏始乳

第2章 暦で知る 季節のうつろい

暦が伝える節目の日、古人の教え ―― 110

五節供 ―― 112

人日《じんじつ》 ―― 114

上巳《じょうし》 ―― 116

端午《たんご》 ―― 118

七夕《しちせき》 ―― 120

重陽《ちょうよう》 ―― 122

雑節 ―― 124

節分《せつぶん》 ―― 126

彼岸《ひがん》 ―― 128

社日《しゃにち》 ―― 130

八十八夜《はちじゅうはちや》 ―― 132

入梅《にゅうばい》 ―― 112

半夏生《はんげしょう》 ―― 134

土用《どよう》 ―― 138

二百十日《にひゃくとおか》 ―― 140

二百二十日《にひゃくはつか》 ―― 142

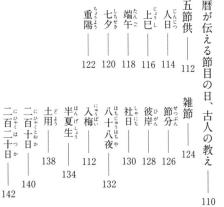

第3章 暦で知る 自然のリズム

暦からわかる自然のリズム――148
月の満ち欠け 朔望――150
潮の干満（満ち引き）――158
日の出・日の入り 月の出・月の入り――162

第4章 日々の吉凶と方位の吉凶

お日柄は日々を謙虚に生きる道しるべ――168
旧暦時代の暦に見る暦注――170
ひと目でわかる暦注の吉日、悪日（凶日）――172
六曜――176
干支（十干・十二支）――182

雑注（選日）――188
三伏《さんぷく》　三隣亡《さんりんぼう》　八専《はっせん》　庚申《こうしん》　辛酉《かのととり》　甲子《かっし》　己巳《つちのとみ》　天一天上《てんいちてんじょう》　一粒万倍日《いちりゅうまんばいにち》
不成就日《ふじょうじゅにち》　十方暮《じっぽうぐれ》　大土《おおづち》・小土《こづち》　臘日《ろうにち》

十二直――202

二十八宿――206

下段（暦注下段）――210
天赦日《てんしゃにち》　鬼宿日《きしゅくにち》　大明日《だいみょうにち》　神吉日《かみよしにち》　天恩日《てんおんにち》　月徳日《つきとくにち》　母倉日《ぼそうにち》　受死日《じゅしにち》（黒日《くろび》）
十死日《じゅうしにち》　血忌日《ちいみにち》　帰忌日《きこにち》　復日《ふくにち》　重日《じゅうにち》　天火日《てんかにち》　地火日《じかにち》　歳下食《さいげじき》　往亡日《おうもうにち》

方位神――220
吉神《きちしん》／歳徳神《としとくじん》　歳禄神《さいろくしん》
凶神《きょうしん》／八将神《はっしょうしん》

column

寒いさ中の正月!?　桃の咲かない雛祭り!?――106
神仏に会う日（会日）にご縁を結ぶ――144
月見は神への感謝と行楽のひとつ――164

暦キーワードINDEX

暦を読み解く「キーワード」を集めました。
気になる言葉をひいてください。

あ

愛鳥週間《あいちょうしゅうかん》 52
葵祭《あおいまつり》 53
青森《あおもり》ねぶた祭《まつり》 72
秋田竿燈祭《あきたかんとうまつり》 72
赤穂義士祭《あこうぎしさい》 96
有明《ありあけ》の月《つき》 156

阿波《あわ》おどり 73
磯遊《いそあそ》び 40
一粒万倍日《いちりゅうまんばいにち》 198
亥《い》の子祭《こまつ》り 84
居待月《いまちづき》 154
芋名月《いもめいげつ》 166
入谷朝顔《いりやあさがお》まつり 64

雨水《うすい》 32
海《うみ》の日《ひ》 65
海開《うみびら》き 64
盂蘭盆会《うらぼんえ》（お盆） 66
干支《えと》 182
恵比寿講《えびすこう》 85
縁日《えんにち》 144
往亡日《おうもうにち》 219
大潮《おおしお》 158
大土《おおづち》 201
大祓《おおはらえ》 59
御九日《おくにち》 84
お日柄《ひがら》 168

飾山囃子《おやまばやし》 78
おわら風《かぜ》の盆《ぼん》 78

か

鏡開《かがみびら》き 103
書《か》き初《ぞ》め 103
下弦《かげん》の月《つき》 155
甲子《かっし》 195
金沢《かなざわ》百万石《ひゃくまんごく》まつり 59
辛酉《かのととり》 194
神吉日《かみよしにち》 212
神嘗祭《かんなめのまつり》 85

寒露《かんろ》 80
灌仏会《かんぶつえ》 46
祇園祭《ぎおんまつり》 64
帰忌日《きこにち》 216
鬼宿日《きしゅくにち》 211
岸和田《きしわだ》
だんじり祭《まつ》り 78
北野天満宮《きたのてんまんぐう》
梅花祭《ばいかさい》 35
吉神《きちしん》 221
凶神《きょうしん》 222
勤労感謝《きんろうかんしゃ》の日《ひ》 91
クリスマス 97

栗名月《くりめいげつ》 166
啓蟄《けいちつ》 36
敬老《けいろう》の日《ひ》 79
夏至《げし》 56
下段《げだん》（暦注下段《れきちゅうげだん》） 210
庚申《こうしん》 194
穀雨《こくう》 44
小潮《こしお》 159
小正月《こしょうがつ》 103
五節供《ごせっく》 112
小土《こづち》 201
小望月《こもちづき》 153
更衣《ころもがえ》 58

さ

歳下食《さいげじき》 218
左義長《さぎちょう》 103
朔《さく》 152
朔望《さくぼう》 150
雑節《ざっせつ》 124
雑注《ざっちゅう》（選日《せんじつ》） 188
さっぽろ
雪《ゆき》まつり 34
三社祭《さんじゃまつり》 53
三伏《さんぷく》 189
三隣亡《さんりんぼう》 190
潮干狩《しおひが》り 47

潮《しお》の干満《かんまん》
（満《み》ち引《ひ》き） 158
地火日《じかにち》 218
鹿《しか》の角切《つのき》り 85
地蔵盆《じぞうぼん》 73
時代祭《じだいまつり》 85
七五三《しちごさん》 91
七十二候《しちじゅうにこう》 24
七夕《しちせき》（たなばた） 120
十干《じっかん》 184
十方暮《じっぽうぐれ》 200
四万六千日《しまんろくせんにち》 65
社日《しゃにち》 130

十三詣《じゅうさんまい》り　46
十二支《じゅうにし》　185
十五夜《じゅうごや》
（中秋《ちゅうしゅう》の名月《めいげつ》）　154・165
十三夜《じゅうさんや》　153・166
十二直《じゅうにちょく》　202
秋分《しゅうぶん》　76
秋分《しゅうぶん》の日《ひ》　79
十死日《じゅうしにち》　215
重日《じゅうにち》　217
受死日《じゅしにち》（黒日《くろび》）　214
春分《しゅんぶん》　38
正月《しょうがつ》　104

小寒《しょうかん》　98
小暑《しょうしょ》　60
小雪《しょうせつ》　88
小満《しょうまん》　50
処暑《しょしょ》　70
上巳《じょうし》　116
上弦《じょうげん》の月《つき》　153
除夜《じょや》　97
新月《しんげつ》　152
人日《じんじつ》　114
煤払《すすはら》い　96
清明《せいめい》　42
節分《せつぶん》　126

千灯供養《せんとうくよう》　73
霜降《そうこう》　82

た

大寒《だいかん》　100
大暑《たいしょ》　62
大雪《たいせつ》　92
大明日《だいみょうにち》　212
大文字《だいもんじ》
五山送《ござんおく》り火《び》　73
立待月《たちまちづき》　154
端午《たんご》　118
血忌日《ちいみにち》　215

父《ちち》の日《ひ》　59
チャグチャグ
馬《うま》コ　59
重陽《ちょうよう》　122
月徳日《つきとくにち》　213
月《つき》の出《で》
・月《つき》の入《い》り　162
月《つき》の満《み》ち欠《か》け　150
月待《つきま》ち　164
己巳《つちのとみ》　195
鶴岡八幡宮《つるおかはちまんぐう》
流鏑馬神事《やぶさめしんじ》　79
天一天上《てんいちてんじょう》　196

天恩日《てんおんにち》 213
天火日《てんかにち》 217
天赦日《てんしゃにち》 211
冬至《とうじ》 94
道成寺《どうじょうじ》鐘《かね》供養《くよう》 47
時《とき》の記念日《きねんび》 58
酉《とり》の市《いち》 90
土用《どよう》 138

な

長崎《ながさき》くんち 84
長崎《ながさき》ペーロン選手権大会《せんしゅけんたいかい》 65
中潮《なかしお》 159
長潮《ながしお》 159
長浜曳山狂言《ながはまひきやまきょうげん》 47
長良川《ながらがわ》鵜飼《うかい》開《びら》き 52
夏越《なごし》の祓《はらえ》 59
七草粥《ななくさがゆ》 114
なまはげ 97
二月堂《にがつどう》お水取《みずと》り 40
二十四節気《にじゅうしせっき》 24
二十八宿《にじゅうはっしゅく》 206
二百十日《にひゃくとおか》 140
二百二十日《にひゃくはつか》 142
入梅《にゅうばい》 134
涅槃会《ねはんえ》 41
寝待月《ねまちづき》 155

は

博多《はかた》どんたく 52
白露《はくろ》 74
羽子板市《はごいたいち》 96
八十八夜《はちじゅうはちや》 132
初午《はつうま》 34
八朔《はっさく》 72
八専《はっせん》 192
初詣《はつもうで》 102
八将神《はっしょうしん》 222
初夢《はつゆめ》 102
花見《はなみ》 41
母《はは》の日《ひ》 53
針供養《はりくよう》 34
春《はる》の高山祭《たかやままつり》 46
半夏生《はんげしょう》 136
彼岸《ひがん》 128
日《ひ》の出《で》・日《ひ》の入《い》り 162
日々《ひび》の吉凶《きっきょう》 168
鞴祭《ふいごまつ》り 90
復日《ふくにち》 216

更待月《ふけまちづき》 155
不成就日《ふじょうじゅにち》 199
二日灸《ふつかきゅう》 40
文化《ぶんか》の日《ひ》 90
方位神《ほういしん》 220
方位《ほうい》の吉凶《きっきょう》 220
芒種《ぼうしゅ》 54
ほおずき市《いち》 64
母倉日《ぼそうにち》 214

ま

待宵月《まつよいづき》 153
眉月《まゆづき》 153
満月《まんげつ》 154
豆名月《まめめいげつ》 166
晦《みそか》（つごもり） 155
壬生狂言《みぶきょうげん》 47
メーデー 52
望月《もちづき》 154
餅搗《もちつ》き 97

や

薬師寺花会式《やくしじはなえしき》 41
藪入《やぶい》り 67
山開《やまびら》き 64
夕月《ゆうづき》 156
横手《よこて》かまくら 35

ら

利休忌《りきゅうき》 41
立夏《りっか》 48
立秋《りっしゅう》 68
立春《りっしゅん》 30
立冬《りっとう》 86
暦注《れきちゅう》 168
臘日《ろうにち》 201
六曜《ろくよう》 176

わ

若潮《わかしお》 159
若水《わかみず》 102

暦《こよみ》を読みとき、暮らしに生かす・楽しむ

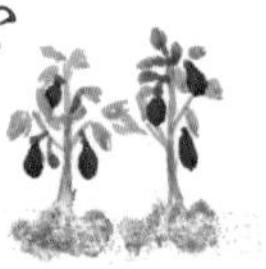

暦はなくてはならない昔のカレンダー

私たちは日頃、日付けや曜日を確認するときはカレンダーを見ます。そこには「大《たい》安《あん》」や「仏滅《ぶつめつ》」など、おなじみの六曜《ろくよう》がのっているかもしれません。なかには「きのえね」や「三隣亡《さんりんぼう》」など、あまりなじみのない暦注《れきちゅう》（↓168頁）がのっていることもあります。

この暦注は、これまで多くの人が利用してきた暦の名残《なごり》です。今のような月めくりのカレンダーが主流になるのは、戦後の昭和20年代から。それ以前は、暦で日付けやお日柄《ひがら》を確認するのが一般的でした。

いわば、暦は昔のカレンダー、といえなくもありません。

暦が伝えてくれること

暦には月日以外にも多くのことがのっています。

前述の暦注もそのひとつで、お日柄といわれる日々の吉《きっ》凶《きょう》を占うものなどがあります。

また、二十四節気《にじゅうしせっき》や雑節《ざっせつ》などがのせられ、季節のうつろいも知らせてくれます。農業など自然に寄りそって暮らす人々にとって、これは仕事や生活の大切な指針でした。

さらに、年中行事や民俗行

事など、ハレの日や休息日なども暦が教えてくれます。

　このように暦には、生活全般の「羅針盤《らしんばん》」となるような内容が満載されていました。今でも、カレンダーや日めくりカレンダー、旧暦カレンダーのほか運勢暦や開運暦などには、こうした情報がのっています。

　本書では、そうした暦の利便性や楽しさを、現代の暮らしにも上手に生かすため、暦の使い方、読みとき方を紹介しています。

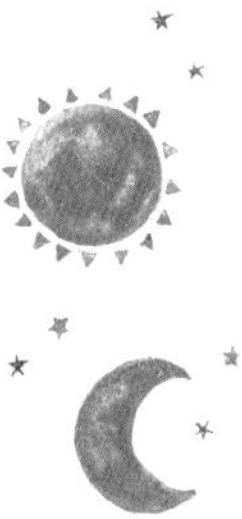

旧暦は月の運行、新暦は太陽の運行がベース

　日本で、明治5（1872）年まで1300年以上も使われてきたのが旧暦です。正式には太陰《たいいん》太陽暦とよばれ、月の運行に太陽暦の要素を加味しています。旧暦は1年が平均354日で、1カ月は29日か30日になり、何月がどちらになるかは毎年変わります。そして19年に7度、1年が13カ月になる閏月《うるうづき》を設けています。

　そして、私たちが現在使っているのが新暦です。日本では明治6年から使われ、それ以前の旧暦に対して新暦とよんでいます。これは、太陽の運行をベースにつくられる太陽暦です。新暦は1年が365日で、1カ月は月に

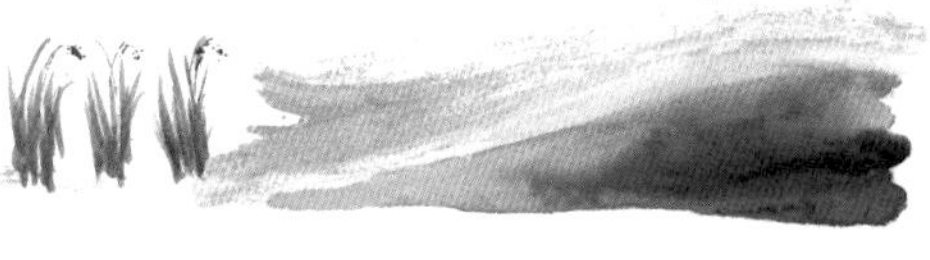

よって30日か31日になります(閏年を除く)。そして4年に1度の閏年で1日のずれを調整します。

旧暦と新暦の違い

旧暦と新暦の大きな違いは、四季の区分が違うことです。現在は、気象庁の季節区分で春は3月からとされていますが、旧暦の春は1月からです。

また、旧暦は新暦よりも約1カ月遅れといわれますが、年によってその違いには大小があります。この違いが大きいほど、標準的な気候とのずれも大きくなるようです。

今年は梅雨が長いとか、いつまでも寒い、といった季節のずれを暦や旧暦が教えてくれるのです。

暦を通して旧暦で季節を見ると、日本の季節感と旧暦が見事に重なっていることがわかります。

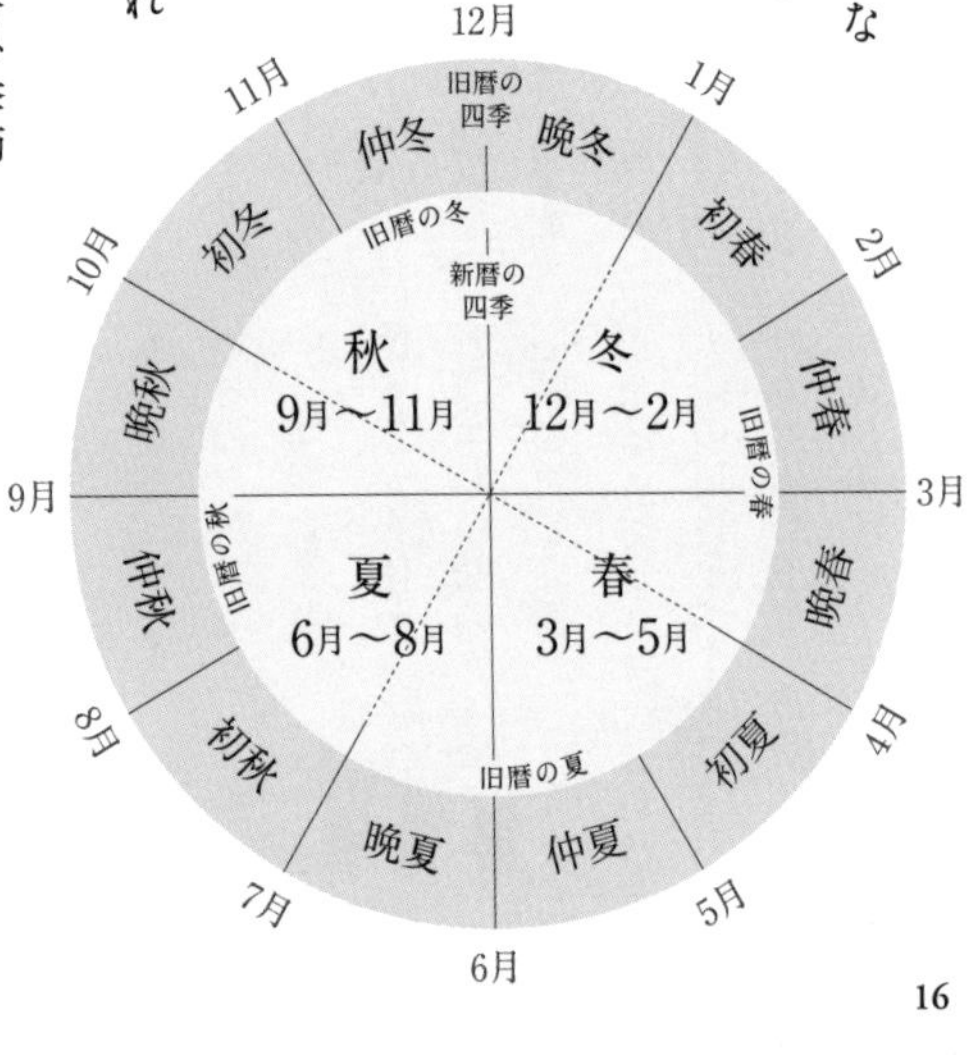

旧暦では実際の季節感に即して、1月を春のはじまりとし、4月から夏、7月から秋、10月からを冬としています。また、各季節を初・仲・晩の3つの期間に分け、より繊細に季節を分けています。

第1章

二十四節気、七十二候を楽しむ

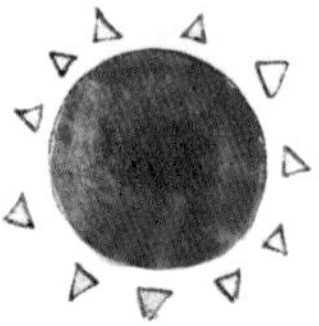

季節のうつりかわりを知らせる、二十四節気と七十二候、祭礼や風俗行事

五日ごとに季節の変化を教えてくれる七十二候

私たちの祖先が親しんできた暦からは、日本の風土に合った暮らし方や生活の知恵が読み取れます。

それをうまく現代でも生かせれば、より季節に寄り添った、スローライフが楽しめそ

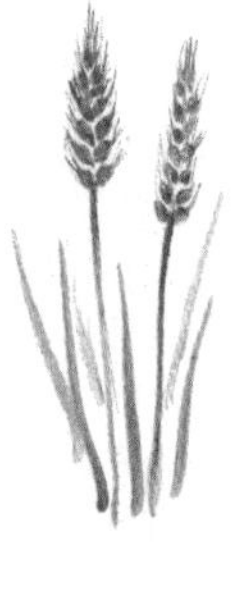

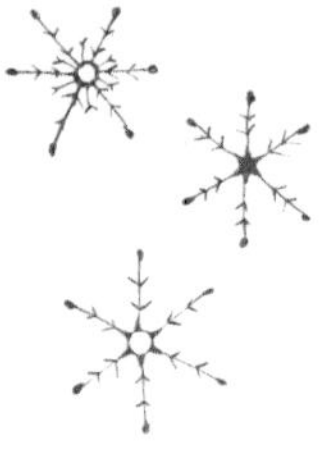

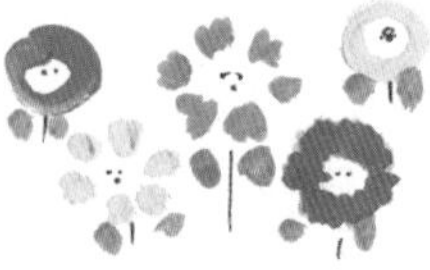

うです。

そのためにも、暦とともに旧暦の時の流れに目を向け、四季のうつろいを肌で感じてください。

そうした季節の進行具合の目安となるのが、二十四節気《にじゅうしせっき》や七十二候《しちじゅうにこう》といった暦日です。

20頁にある四季の暦を見ると、二十四節気が各季節を6つに分け、さらに七十二候が自然や気象の変化から、5日ごとの季節の歩みを教えてくれます。

それらは月と日付けだけではつかみきれない、自然や気象の変化など、細やかな季節のうつろいを私たちに示してくれます。

時節の訪れを告げる祭りや風習、年間行事

二十四節気や七十二候が季節の節目となるように、日本の各地で行われる祭りや年間行事、地方色豊かな風習なども、季節の到来やうつりかわりを告げる風物詩となってきました。

四季折々に催されるイベントやしきたりによって、人々が季節感を味わい、ハレの日を楽しむ光景は、古くからどの地方でもごく普通に見られたものです。

長い時を受け継がれた風俗習慣のなかには、いまや日本の原風景となっているものもあります。

全国的に知られた祭礼から、地域に脈々と伝わる習わしまで、さまざまな行事が今も暮らしのなかに息づき、そこに時節の彩りを添えています。

四季の暦

季節のうつろいを知らせる二十四節気《にじゅうしせっき》、七十二候《しちじゅうにこう》、五節供《ごせっく》、雑節《ざっせつ》を、新暦で日にち順に並べています。1年のながれと、季節の細かい節目がわかる四季の暦です。

◎…二十四節気
■…七十二候
★…五節句
▲…雑節

2月

初春・旧暦1月頃　旧暦ではここから1年のスタート、同時に春のはじまりの初春でもあります。まだ寒気は残っていますが、春の兆しを感じる頃です。

3日頃　▲節分　豆まき
4日頃　◎立春《りっしゅん》　旧暦1月の節気
19日頃　◎雨水《うすい》　旧暦1月の中気

■東風解凍《はるかぜこおりをとく》（初候4日～8日）
■黄鶯睍睆《こうおうけんかんす》（次候9日～13日）
■魚上氷《うおこおりをいずる》（末候14日～18日）
■土脉潤起《つちのしょううるおいおこる》（初候19日～23日）
■霞始靆《かすみはじめてたなびく》（次候24日～28日）
■草木萌動《そうもくめばえいずる》（末候3月1日～5日）

3月

仲春・旧暦2月頃　風のにおい、木々の芽吹きなど、春の気配が身近に感じられます。お彼岸が過ぎれば、お花見の時節です。

3日　★上巳《じょうし》（桃の節供）雛祭《ひなまつ》り
6日頃　◎啓蟄《けいちつ》　旧暦2月の節気
18日頃　▲彼岸《ひがん》（春）お墓参り
21日頃　◎春分《しゅんぶん》　旧暦2月の中気
21日頃　▲社日《しゃにち》（春社《しゅんしゃ》）産土神《うぶすながみ》へ参拝

■蟄虫啓戸《すごもりむしとをひらく》（初候6日～10日）
■桜始開《さくらはじめてひらく》（次候11日～15日）
■菜虫化蝶《なむしちょうとなる》（末候16日～20日）
■雀始巣《すずめはじめてすくう》（初候21日～25日）
■桃始笑《ももはじめてさく》（次候26日～30日）
■雷乃発声《かみなりすなわちこえをはっす》（末候31日～4月4日）

4月

晩春・旧暦3月頃　春たけなわ。木々や陽ざしなど、自然の勢いが感じられます。学校や仕事など、

5日頃　◎清明《せいめい》　旧暦3月の節気
20日頃　◎穀雨《こくう》　旧暦3月の中気

■玄鳥至《つばめきたる》（初候5日～9日）
■鴻雁北《こうがんかえる》（次候10日～14日）
■虹始見《にじはじめてあらわる》（末候15日～19日）
■葭始生《あしはじめてしょうず》（初候20日～24日）

私たちの身のまわりも何かと動き出す時期です。

■霜止出苗《しもやみてなえいずる》（次候25日〜29日）
■牡丹華《ぼたんはなさく》（末候30日〜5月4日）

5月

初夏・旧暦4月頃　二十四節気の立夏《りっか》が夏のはじまりを告げます。日によっては半袖や薄手の服で過ごせるほど、爽やかな陽気に。

2日頃　▲八十八夜《はちじゅうはちや》　立春から88日目
5日頃　◎立夏《りっか》　旧暦4月の節気
5日　★端午《たんご》の節供　男子の節供
21日頃　◎小満《しょうまん》　旧暦4月の中気

■鼃始鳴《かわずはじめてなく》（初候5日〜9日）
■蚯蚓出《みみずいずる》（次候10日〜14日）
■竹笋生《たけのこしょうず》（末候15日〜20日）
■蚕起食桑《かいこおきてくわをはむ》（初候21日〜25日）
■紅花栄《べにばなさかう》（次候26日〜30日）
■麦秋至《むぎのときいたる》（末候31日〜6月5日）

6月

仲夏・旧暦5月頃　端午の節供は、本来この頃に行われた行事でした。梅雨がはじまるこの時期は、麦畑が黄金色に染まる麦秋のときです。

6日頃　◎芒種《ぼうしゅ》　旧暦5月の節気
11日頃　▲入梅《にゅうばい》　梅雨入り
21日頃　◎夏至《げし》　旧暦5月の中気

■蟷螂生《かまきりしょうず》（初候6日〜10日）
■腐草為螢《くされたるくさほたるとなる》（次候11日〜15日）
■梅子黄《うめのみきばむ》（末候16日〜20日）
■乃東枯《なつかれくさかるる》（初候21日〜26日）
■菖蒲華《あやめはなさく》（次候27日〜7月1日）
■半夏生《はんげしょうず》（末候7月2日〜6日）

7月

晩夏・旧暦6月頃　暑さは衰えませんが、暦のうえではすでに晩夏です。「土用の丑《うし》の日」はすっかり夏の風物詩になっているようです。

2日頃　▲半夏生《はんげしょう》　田植えの最終期
7日頃　◎小暑《しょうしょ》　旧暦6月の節気
7日　★七夕《しちせき》　七夕《たなばた》祭り、星祭り
20日頃　▲夏の土用《どよう》　立秋前の18日間
23日頃　◎大暑《たいしょ》　旧暦6月の中気

■温風至《あつかぜいたる》（初候7日〜11日）
■蓮始開《はすはじめてひらく》（次候12日〜17日）
■鷹乃学習《たかすなわちがくしゅうす》（末候18日〜22日）
■桐始結花《きりはじめてはなをむすぶ》（初候23日〜27日）
■土潤溽暑《つちうるおうてむしあつし》（次候28日〜8月2日）
■大雨時行《たいうときどきふる》（末候3日〜7日頃）

8月

初秋・旧暦7月頃　立秋がくれば暦は秋になりますが、残暑が厳しい頃。子どもたちの夏休み、帰省シーズンなど、まだまだ夏の印象が強い時期です。

7日頃　◎立秋《りっしゅう》　旧暦7月の節気
23日頃　◎処暑《しょしょ》　旧暦7月の中気

■涼風至《すずかぜいたる》（初候8日〜12日）
■寒蝉鳴《ひぐらしなく》（次候13日〜17日）
■蒙霧升降《ふかききりまとう》（末候18日〜22日）
■綿柎開《わたのはなしべひらく》（初候23日〜27日）
■天地始粛《てんちはじめてさむし》（次候28日〜9月1日）
■禾乃登《こくものすなわちみのる》（末候9月2日〜7日）

9月

仲秋・旧暦8月頃　「暑さ寒さも彼岸まで」の言葉どおり、お彼岸の頃には残暑がおさまるものです。雑節は、小さな季節の変わり目を示します。

1日頃　▲二百十日《にひゃくとおか》　立春から210日目
8日頃　◎白露《はくろ》　旧暦8月の節気
9日　★重陽《ちょうよう》　菊の節供
11日頃　▲二百二十日《にひゃくはつか》　立春から220日目
20日頃　▲秋の彼岸《ひがん》　秋分をはさんだ7日間
23日頃　◎秋分《しゅうぶん》　旧暦8月の中気
23日頃　▲社日(秋社)《しゃにちしゅうしゃ》　秋分に近い戊《つちのえ》の日

■草露白《くさのつゆしろし》（初候8日〜12日）
■鶺鴒鳴《せきれいなく》（次候13日〜17日）
■玄鳥去《つばめさる》（末候18日〜22日）
■雷乃収声《かみなりすなわちこえをおさむ》（初候23日〜27日）
■蟄虫坏戸《むしかくれてとをふさぐ》（次候28日〜10月2日）
■水始涸《みずはじめてかるる》（末候10月3日〜7日）

10月

晩秋・旧暦9月頃　秋の深まりを感じる頃です。紅葉の便りも届きはじめ、その年の収穫を祝う祭りも各地で盛んになります。

8日頃　◎寒露《かんろ》　旧暦9月の節気
23日頃　◎霜降《そうこう》　旧暦9月の中気

■鴻雁来《こうがんきたる》（初候8日〜12日）
■菊花開《きくのはなひらく》（次候13日〜17日）
■蟋蟀在戸《きりぎりすとにあり》（末候18日〜22日）
■霜始降《しもはじめてふる》（初候23日〜27日）
■霎時施《こさめときどきふる》（次候28日〜11月1日）
■楓蔦黄《もみじつたきばむ》（末候11月2日〜6日）

11月

初冬・旧暦10月頃　立冬を迎え、暦のうえでは冬のはじまりです。日によっては風が冷たく感じられ、冬物の服を着る機会も増えてきます。

7日頃　◎立冬《りっとう》　旧暦10月の節気
22日頃　◎小雪《しょうせつ》　旧暦10月の中気

■山茶始開《つばきはじめてひらく》（初候7日〜11日）
■地始凍《ちはじめてこおる》（次候12日〜16日）
■金盞香《きんせんかさく》（末候17日〜21日）
■虹蔵不見《にじかくれてみえず》（初候22日〜26日）
■朔風払葉《きたかぜこのはをはらう》（次候27日〜12月1日）
■橘始黄《たちばなはじめてきばむ》（末候12月2日〜6日）

12月

仲冬・旧暦11月頃　大雪の頃から、コートや暖房器具など、本格的な冬への備えをする時期です。年末にかけ、あわただしい雰囲気に包まれてきます。

7日頃　◎大雪《たいせつ》　旧暦11月の節気
22日頃　◎冬至《とうじ》　旧暦11月の中気

■閉塞成冬《そらさむくふゆとなる》（初候7日〜11日）
■熊蟄穴《くまあなにこもる》（次候12日〜15日）
■鱖魚群《さけのうおむらがる》（末候16日〜21日）
■乃東生《なつかれくさしょうず》（初候22日〜26日）
■麋角解《さわしかのつのおつる》（次候27日〜31日）
■雪下出麦《ゆきわたりてむぎのびる》（末候1月1日〜4日）

1月

晩冬・旧暦12月頃　旧暦では1年の終わり頃にあたります。この最も寒い時期が過ぎれば、お正月と春が待っていたわけです。

5日頃　◎小寒《しょうかん》　旧暦12月節気
7日　★人日《じんじつ》　七草粥《ななくさがゆ》
20日頃　◎大寒《だいかん》　旧暦12月中気

■芹乃栄《せりすなわちさかう》（初候5日〜9日）
■水泉動《しみずあたたかをふくむ》（次候10日〜14日）
■雉始雊《きじはじめてなく》（末候15日〜19日）
■款冬華《ふきのはなさく》（初候20日〜24日）
■水沢腹堅《さわみずこおりつめる》（次候25日〜29日）
■鶏始乳《にわとりはじめてとやにつく》（末候30日〜2月3日）

※七十二候は、時代（暦）によって文字や読み方に移動があります。
本書では、明治7年から16年まで「略本暦」に記載された本朝七十二候を紹介しています。

二十四節気・七十二候

1年を24に区切った季節の基準点

ニュースや天気予報で「暦のうえでは立春《りっしゅん》。今日から春ですが……」といったコメントを耳にしたことはないでしょうか。この「暦のうえ」というのは、二十四節気をさします。

二十四節気は古代中国で、太陰暦《たいいんれき》と太陽暦の差を修正するために考え出されたものです。太陽が1年間に移動する道筋（黄道《こうどう》）を24等分して、季節のうつろいの基準点としました。

1年を24の季節に分けるので、1カ月の中に「節気《せっき》」と「中気《ちゅうき》」という2つの季節区分ができます。およそ半月ごとに季節の変化を示すことになります。二十四節気は農作業や年中行事など、古くから生活のさまざまな場面で親しまれてきました。

もともとは古代中国の動植物が主役の季節暦

七十二候は、二十四節気のひとつの気をさらに3等分したものです。約5日ごとに1年を72の季節に分け、細かく時候の変化を表しています。

もともと七十二候は紀元前の中国で発生したとされ、おもにその地域の動植物や自然現象の季節変化を暦に表したとされます。日本では耳慣れない言葉や、意味が不明なものもあったことから、江戸時代に、より日本の風土に合った新制七十二候（本朝七十二候）が作成されました。本書ではこの「本朝七十二候」をベースに紹介しています。（前頁の欄外も参照）

太陽の通る位置で季節を知る

実際には地球が太陽のまわりを公転しているが、地球から見ると、太陽が天球を1年で1周するように見える。この見せかけの道筋が黄道で、黄道上の太陽の位置を黄経《こうけい》とよぶ。

黄経の15度ごとに二十四節気が配され、太陽が天球を通る位置で、細かい季節のうつりかわりを知ることができる。

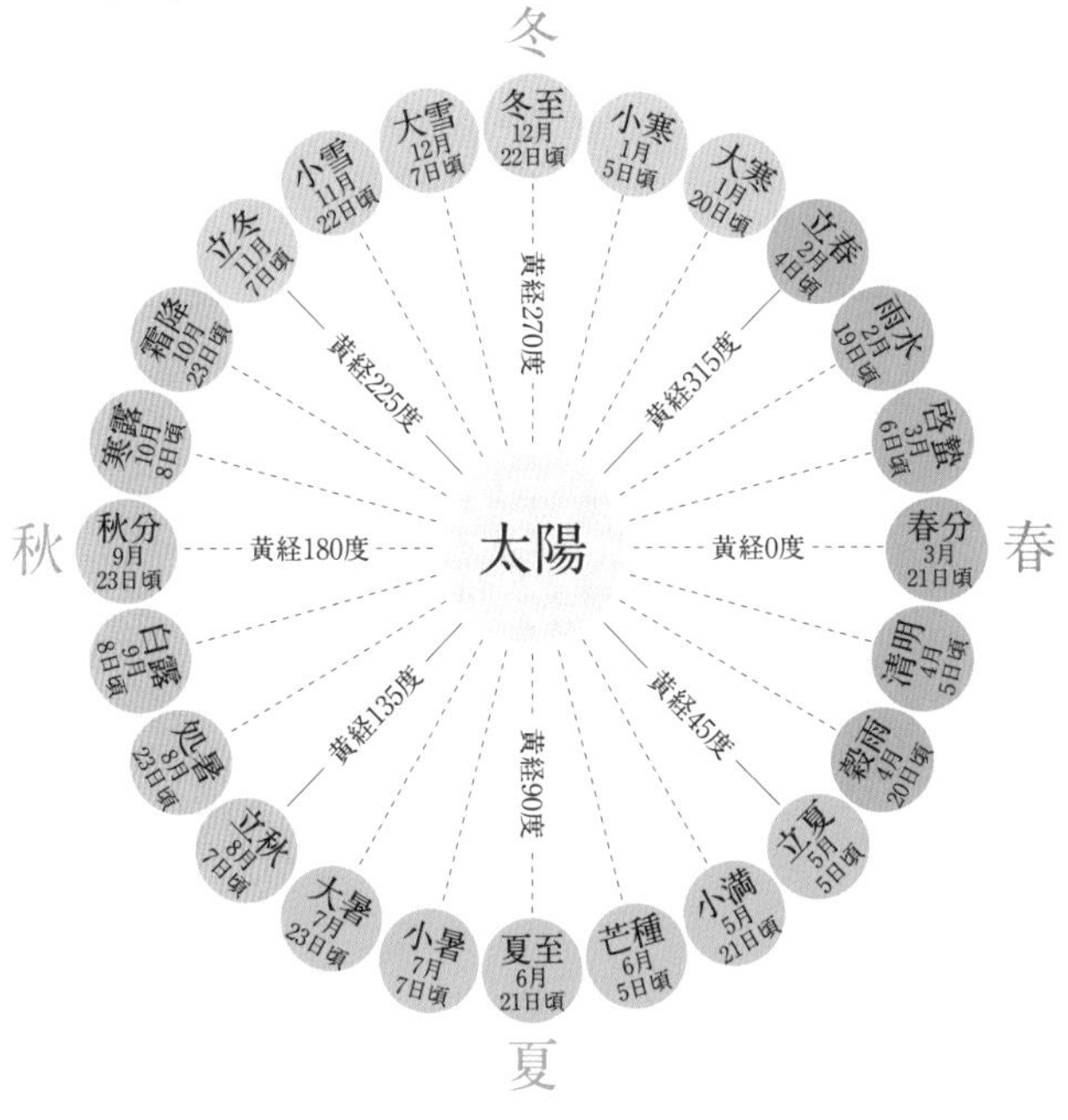

行事や祭りは季節の風物詩

季節を告げる神事・仏事にまつわる祭礼、地域の風習

現在市販されている運勢暦や開運暦などには、年中行事や祭り、国民の祝日や記念日などものっています。

その内容も地方の風習・風俗から、寺社の仏事や神事にまつわる祭礼、宮中や武家社会の伝統を引き継ぐ習わしなど、じつにさまざまです。

そして、こうした行事のなかには、地域で大切に継承され、季節の風物詩となっているものも多いようです。

1月は正月や新年を祝う行事、3月から4月には春をよろこび豊作を願う春祭り、夏にはお盆に関連した行事、秋には収穫を神に感謝する祭事と続きます。

四季折々に行われる行事は、人々に季節を告げる役割を担うとともに、暮らしの中の節目や基準点としても親しまれてきました。

全国には多くの年間行事や祭り、記念日などがあります。本書ではそうしたなかから、暦やカレンダーでよく見かけるもの、歳時記や風物詩として有名なものを、二十四節気の時候に合わせた形で紹介します。

日本の祭り

全国各地で行われる祭りは、年中行事の中心的な存在です。ここでは日本三大祭りを中心に、各地の祭りを紹介します。

日本三大祭り

祇園祭、天神祭のほかは、神田祭または山王祭をあげる場合があります。ここでは4つを紹介します。

祇園祭《ぎおんまつり》（京都・八坂《やさか》神社）

7月1日〜約1カ月

平安時代からの歴史をもつ祭礼。32基の山鉾《やまぼこ》が市内を周回する山鉾巡行は祭りのクライマックス。京都三大祭り（→64頁）のひとつでもあります。

天神祭《てんじんさい》（大阪・大阪天満宮）

6月下旬の吉日〜約1ヵ月間

平安時代から続く、大阪を代表する夏祭り。25日夜の船渡御《ふなとぎょ》や奉納《ほうのう》花火が見ものです。大阪三大祭り（愛染祭《あいぜんまつり》、住吉祭《すみよしさい》）のひとつでもあります。

神田祭《かんだまつり》（東京・神田明神《かんだみょうじん》）

5月上旬〜中旬

江戸三大祭り（山王祭《さんのうまつり》、三社祭《さんじゃまつり》）のひとつにも数えられます。多くの町内神輿《みこし》が威勢よく境内へ繰り込む様子は圧巻です。

山王祭《さんのうまつり》（東京・日枝《ひえ》神社）

6月中旬

美しい時代衣装をまとった氏子《うじこ》が、雅楽を演奏しながら練り歩きます。徳川将軍家の産土神《うぶすながみ》（生まれた土地の神様）であったため、江戸時代に天下祭と称されました。

東北夏の三大祭り

東北の短い夏を彩る祭りです。七夕やお盆行事と関連しているようです。

青森《あおもり》ねぶた祭《まつり》（青森県青森市）
8月2日〜7日頃
七夕祭りが原型になった、夏の津軽の一大風物詩（→72頁）。

秋田《あきた》竿燈《かんとう》祭《まつり》（秋田県秋田市）
8月3日〜6日
真夏の病魔や邪気を祓《はら》う祭りです。国の重要無形民俗文化財にもなっています（→72頁）。

仙台《せんだい》七夕《たなばた》（宮城県仙台市）
8月6日〜8日
江戸時代から仙台で親しまれているお祭り。豪華絢爛《ごうかけんらん》な飾りが美しい行事です。

関東三大祭り

これには諸説がありますので、規模が大きく、歴史のある、有名な祭りを挙げます。

日光東照宮春季例大祭《にっこうとうしょうぐうしゅんきれいたいさい》（栃木・日光東照宮）　5月17日・18日

石岡《いしおか》のおまつり（茨城・常総國總《ひたちのくにそう》社宮《しゃぐう》）　9月中旬頃

佐原《さはら》の大祭《たいさい》（千葉・夏…八坂《やさか》神社、秋…諏訪《すわ》神社）　夏7月10日頃、秋10月11日頃

川越《かわごえ》まつり（埼玉・川越氷川《ひかわ》神社）10月中旬〜下旬頃

秩父夜祭《ちちぶよまつり》（埼玉・秩父神社）12月2日〜3日頃

名古屋三大祭り

名古屋市内の歴史ある社宮で、昔ながらの祭りが行われています。

東照宮祭《とうしょうぐうまつり》（名古屋・名古屋東照宮）
4月16日・17日
江戸時代にはスケールの大きな祭りだったようです。現在は、境内で雅楽、舞楽などが催されます。

若宮祭《わかみやまつり》（名古屋・若宮八幡社）
5月15日・16日
江戸時代につくられた「からくり人形」の実演や、その人形をのせた山車《だし》が練り歩きます。

天王祭《てんのうまつり》（名古屋・那古野《なごや》神社）
7月15日・16日
創建から1000年以上の由緒正しい那古野神社の例大祭。かつては、盛んに祭礼が行われていました。

四国三大祭り

よさこい祭り、阿波踊りと、全国的にその名を知られた祭りがお盆の時期に行われます。

よさこい祭り（高知）
8月9日～12日
土佐の夏の風物詩。市内各地の会場で、さまざまな踊りが繰り広げられます。

阿波《あわ》おどり（徳島）
8月12日～15日
お盆の季節に行われる祭りで、400年以上の歴史があるとか（↓73頁）。

新居浜《にいはま》太鼓《たいこ》祭《まつ》り（愛媛）
10月中旬頃
愛媛の秋の風物詩です。神輿をのせた山車の太鼓台が練り歩く、力強い男祭りです。

九州三大祭り

九州には地域の色あいが濃い、個性豊かな祭りがあります。

博多《はかた》祇園《ぎおん》山笠《やまがさ》（福岡・櫛田《くしだ》神社）
7月1日～15日
豪華絢爛な飾り山笠の展示や、舁《か》き山笠を担いで街中を全力で駆ける行事などがあります。

長崎《ながさき》くんち（長崎・諏訪《すわ》神社）
10月7日～9日
長崎の氏神様である、諏訪神社の秋季大祭です（↓84頁）。

※各祭りの開催日時は、年によって変わることがあります。お出かけの際は、必ず現地へご確認ください。
※五節供（↓112頁～）や雑節（↓124頁）の行事は、第2章のそれぞれの頁で紹介しています。

七十二候

立春初候（新暦2月4日～8日）

東風解凍《はるかぜこおりをとく》

東から風が吹きはじめ、厚い氷を解かしはじめる時候。

東風には春風の意味もあります。

立春次候（9日～13日）

黄鶯睍睆《こうおうけんかんす》

二十四節気

旧暦1月節気（新暦2月4日頃）

立春《りっしゅん》

旧暦では1年のはじまりの日

立春は旧暦1月の節気で、冬から春に季節がかわる時期です。

新暦では節分の翌日にあたり、寒さは感じるものの、だんだんと気温も上がりはじめ、木々の芽吹きも感じる頃です。

立春は雑節《ざっせつ》の基準日にもなっています。

まだ寒さが厳しい日もありますが、山では、鶯《うぐいす》が鳴きはじめる頃です。

立春末候（14日〜18日）

魚上氷《うおこおりをいずる》

春の兆しが一段と感じられ、解けて割れた氷の間から魚が飛び出て遊ぶ、そんな時候です。

八十八夜《はちじゅうはちや》、二百十日《にひゃくとおか》、二百二十日《にひゃくはつか》などは、この日から数えていきます。

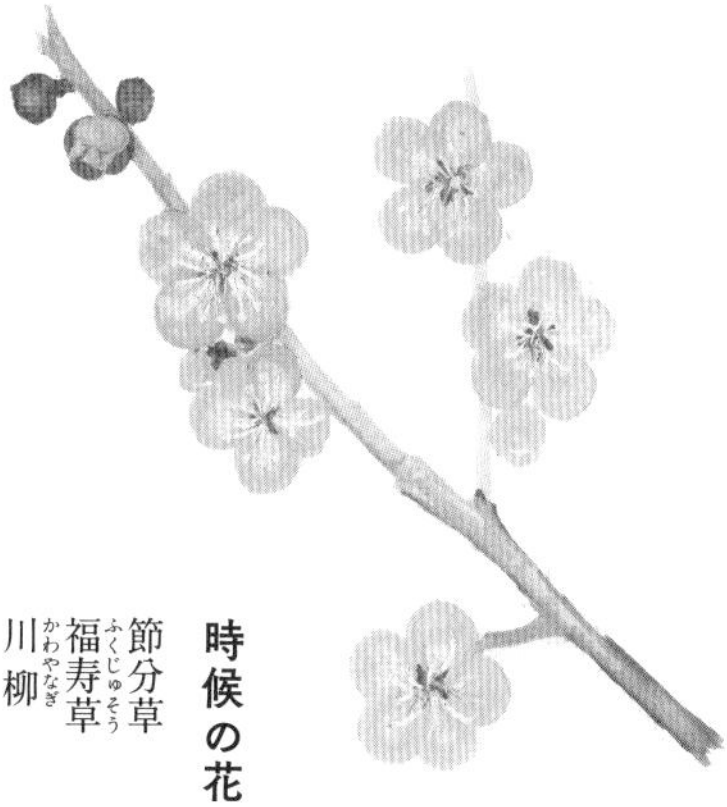

時候の花

節分草
福寿草《ふくじゅそう》
川柳《かわやなぎ》

七十二候

雨水初候（新暦2月19日～23日）

土脉潤起《つちのしょううるおいおこる》

雨が降って、土中にいくらかずつ湿り気を含み出す時期です。

雨水次候（24日～28日）

霞始靆《かすみはじめてたなびく》

その字のごとく、霞がたなびきはじめる時候です。

二十四節気

旧暦1月中気（新暦2月19日頃）

雨水《うすい》

ぬるんだ雨水が草木の芽を潤す

立春から15日目。ぬるんだ雨水が草木の芽生えを助け、日に日に春の息吹が感じられる時候です。

「冬の間に降った雪や氷が解けて水となり、雪が雨にかわって降る頃」が、雨水の意味するところです。

目の前の春に期待が高まります。

雨水末候（3月1日～5日）

草木萌動《そうもくめばえいずる》

旧暦正月も終わりの時候です。まさに草木が芽を吹きはじめる頃です。

旬菜・旬魚

蓮根
春菊
小松菜
公魚《わかさぎ》
鮃《ひらめ》
白魚《しらうお》
甘鯛《あまだい》

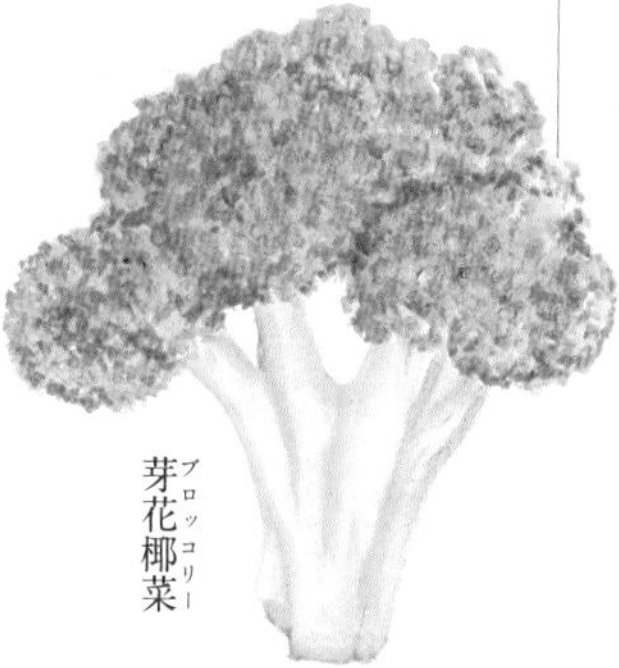

芽花椰菜《ブロッコリー》

この日は古くから農作業の準備をはじめる目安として知られていたとか。

暦に学ぶ

年内立春は春が遅い

旧暦時代、立春が12月に入る年は春の訪れが遅く、1月に入る年は春が早いといわれました。

昔の人たちは、二十四節気が暦のどこにくるかで、その年の気候予測ができました。長い間の経験から生まれた生活データです。

立春、雨水の歳時記、風物詩

北国ではまだ冬の寒さのなかですが、本州ではちらほら梅の便りも届く頃です。初春の行事がはじまれば、季節の彩りが豊かになっていきます。

初午《はつうま》

2月最初の午の日

2月最初の午の日に、京都の伏見《ふしみ》稲荷《いなり》大社《たいしゃ》をはじめ、全国の稲荷神社で盛大に行われるのが初午大祭です。商売繁盛や農業の豊作を祈願し、お稲荷さんをお参りします。

さっぽろ雪《ゆき》まつり

2月5日～11日頃

毎年国内外から200万人もの観光客が訪れる一大イベント。

札幌の大通公園をメイン会場に、趣向を凝らした雪像の数々が展示されます。なかでも実在の建造物を象《かたど》った大雪像は圧巻のスケールで、大きな見どころのひとつです。

針供養《はりくよう》

2月8日

折れた縫い針を豆腐やこんにゃくに刺して供養し、裁縫の上達を祈願する行事です。

東京では浅草寺《せんそうじ》の淡島堂《あわしまどう》で行われる針供養が有名。地方によっては12月8日に行うこともあるようです。

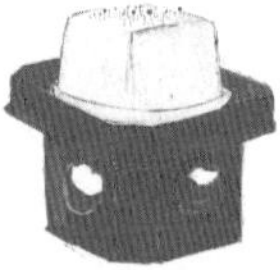

＊ここで紹介している行事などの日付けは、新暦です。

横手《よこて》かまくら
2月15日頃

秋田県横手市の小正月行事です。子どもたちが水神様を祀ったかまくらの中に人々を招き入れ、甘酒《あまざけ》や餅をふるまいます。温かな火を灯したかまくらが、幻想的な光景を演出します。

北野天満宮《きたのてんまんぐう》 梅花祭《ばいかさい》
2月25日

菅原道真公《すがわらのみちざねこう》を祀《まつ》る、京都の北野天満宮で行われる祭礼です。

境内の梅が見頃を迎える2月25日は道真公の命日にあたり、米を蒸して大小2つの台に盛った「大飯」「小飯」のほか、紅白の梅の花を御神前《ごしんぜん》にお供えします。

また、上七軒の芸妓さんたちの奉仕による「梅花祭野点大茶湯」も行われ、あたりが明るく華やかな初春のムードに包まれます。

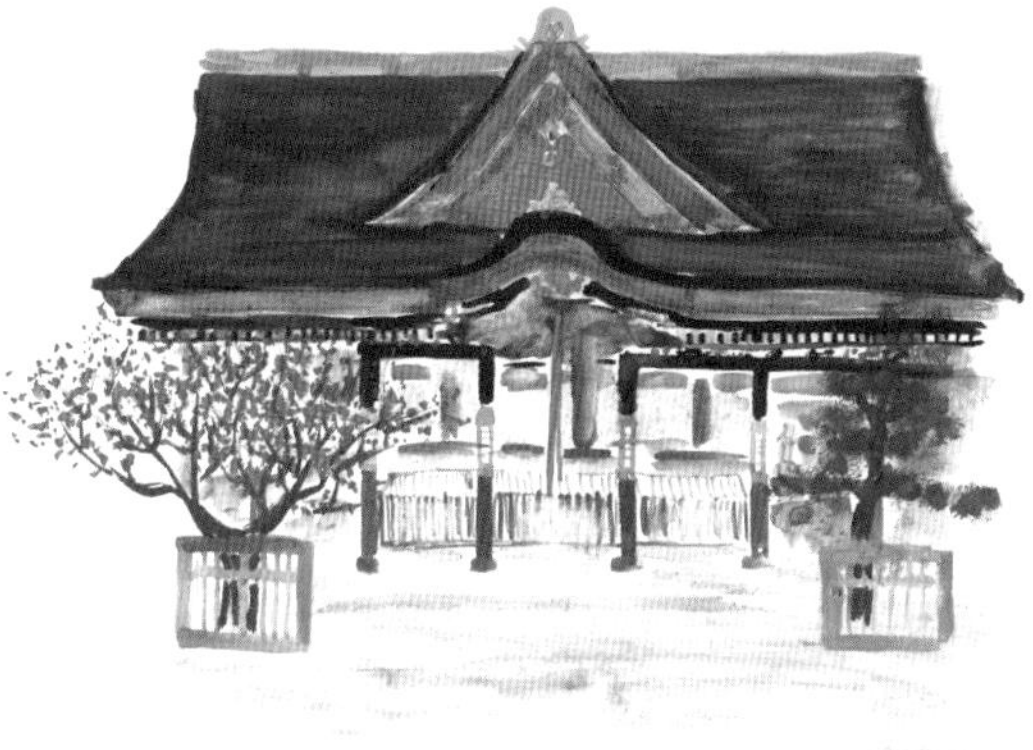

七十二候

啓蟄初候（新暦3月6日～10日）

蟄虫啓戸《すごもりむしとをひらく》

土の中に冬ごもりしていた虫たちが、穴をあけて地上へ出てくる時期です。

啓蟄次候（11日～15日）

桜始開《さくらはじめてひらく》

野には春本番の気が満ちています。

二十四節気

旧暦2月節気（新暦3月6日頃）

啓蟄《けいちつ》

冬ごもりの虫たちが目覚める頃

啓蟄の「蟄」とは、虫などが土中に隠れていることを意味します。春の気配を感じて、土の中で冬ごもりしていた虫たちが、穴を啓《ひら》いて地上へ出てくる時候からその名がつけられたようです。

まだ寒さを感じる時期ですが、陽光のやわら

ようやく桜が咲きはじめる時候でもあります。

菜虫化蝶《なむしちょうとなる》

啓蟄末候（16日〜20日）

菜虫（青虫）が羽化し、モンシロチョウになって飛びはじめる時候を表しています。

かさや、目に見えて長くなる日脚などに春を実感できます。

時候の花

沈丁花《じんちょうげ》
鶯神楽《うぐいすかずら》
連翹《れんぎょう》
杏《あんず》

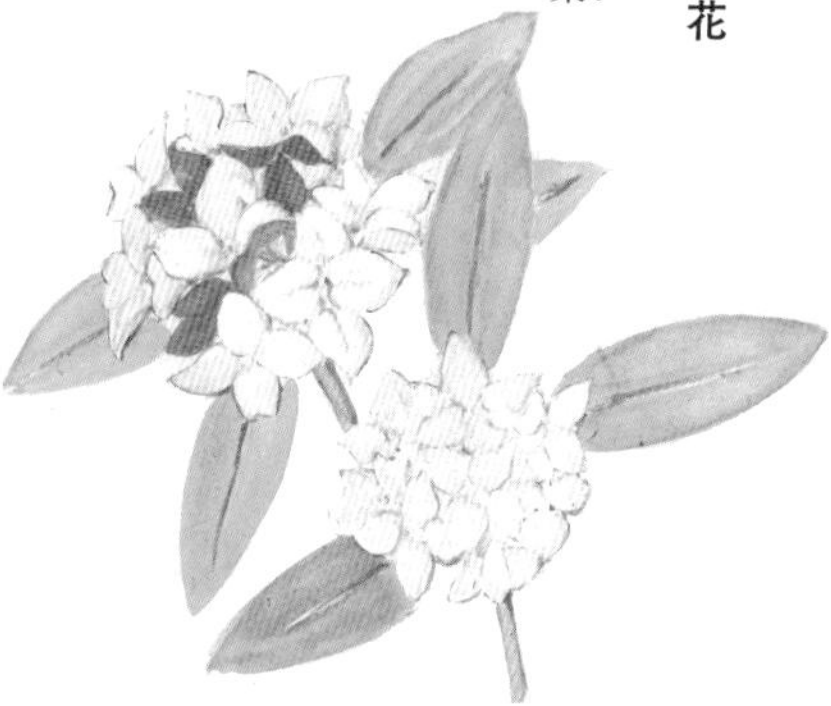

七十二候

春分初候（新暦3月21日～25日）

雀始巣《すずめはじめてすくう》

春の陽気がますます盛んになり、雀が巣づくりの準備にとりかかる頃です。

春分次候（26日～30日）

桃始笑《ももはじめてさく》

桃の花が咲きはじめる時候。春らしさが感じられる頃です。

二十四節気

旧暦2月中気（新暦3月21日頃）

春分《しゅんぶん》

春彼岸《ひがん》の頃。すっかり春の気配

春分の日として国民の祝日にもなっています。お彼岸の中日《なかび》にもあたり、お墓参りへ出かける人も多いでしょう。

この日は昼と夜の長さがほぼ同じになり、これ以降はだんだんと日がのびて「春の日永《ひなが》」の時候になっていきます。「暑さ寒さも彼岸まで」

「笑う」は、「花が咲く」という意味。

春分末候（3月31日〜4月4日）

雷乃発声《かみなりすなわちこえをはっす》

ゴロゴロと、遠くから雷の音が聞こえる頃。稲妻が光るのを見ることも。

旬菜・旬魚

山葵《わさび》　鮴《めばる》
新玉葱《しんたまねぎ》　細魚《さより》
蕗《ふき》
菜《な》の花《はな》

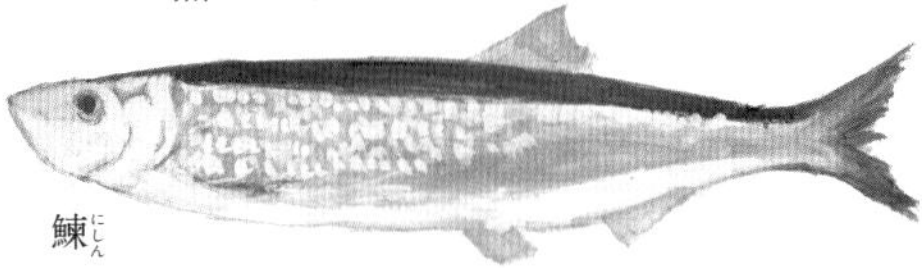

鰊《にしん》

の言葉どおり、ぽかぽか陽気の日もあって過ごしやすくなってきます。

暦に学ぶ
虫出しの雷

啓蟄の頃は、遠くに春雷《しゅんらい》を聞くことも多い時期です。昔の人たちは、雷の音に驚いて虫たちが地上へ出てくるものと考え、この時期の雷を「虫出しの雷」とよんでいたとか。

天地、生物、人が親しい距離でつながっていた時代を感じさせます。

啓蟄、春分の歳時記、風物詩

春の陽気に包まれる頃。陽光もやわらかくなり、外へ出かける人も増えます。お花見は春を代表する行事、風習といえるでしょう。

磯遊《いそあそ》び
3月3日

九州の沿岸部や南西諸島で受け継がれる風習です。3月3日の雛祭《ひなまつ》りやその前後の大《おお》潮《しお》の日に家族総出で海へ行き、飲食や踊り、潮干狩りなどをして楽しみます。女子の成長を祝う節供行事としての意味合いもあるようです。

二月堂《にがつどう》お水取《みずと》り
3月12日
(旧暦2月1日～14日)

1200年前から奈良・東大寺二月堂で行われる伝統行事「修二会《しゅにえ》」のクライマックスを飾るのが「お水取り」です。若狭井《わかさい》という井戸から十一面観世音菩薩《じゅういちめんかんぜおんぼさつ》にお供えする「お香水《こうずい》」を汲み上げる儀式が、松明《たいまつ》の灯る中で厳かに行われます。

二日灸《ふつかきゅう》
旧暦2月2日

2月と8月の年2回行われる風習です。この日にお灸をすると、病気をせずに過ごせるといわれており、子どもたちへのおまじないとして行われることもあります。

＊ここで紹介している行事などの日付けは、新暦です。

涅槃会《ねはんえ》

3月15日（旧暦2月15日）

お釈迦《しゃか》様《さま》が入滅《にゅうめつ》した旧暦2月15日（現在では3月15日）に営まれる法要。入滅の様子を描いた「涅槃図」を掲げる寺院もあり、京都・東福《とうふく》寺《じ》のものは名画として珍重されています。

利休忌《りきゅうき》

3月27日・28日

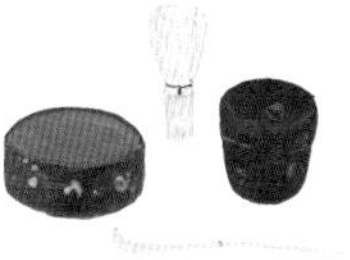

千利休《せんのりきゅう》の命日に行われる茶会で、表千家《おもてせんけ》は27日、裏千《うらせん》家《け》は28日に営まれます。家元のたてた茶を参列した同門社中が順服し、利休の遺徳をしのびます。

薬師寺花会式《やくしじはなえしき》

3月23日～31日頃

奈良に春の訪れを告げる薬師寺の年中行事。修二会《しゅにえ》の一環として、練行衆《れんぎょうしゅう》とよばれる僧により、9日連続の法要が営まれます。

梅や菊、百合《ゆり》など10種の造花が、本尊の薬師如来《やくしにょらい》に供えられます。

花見《はなみ》

3月下旬頃～

古くは宗教行事として行われていた花見。江戸時代には庶民の間に広まるようになり、現在では満開の桜の下で、お酒や食事を楽しむスタイルが定着しています。

全国各地に桜の名所が点在し、日本の春を艶《あで》やかに彩ります。

七十二候

清明初候（新暦4月5日～9日）

玄鳥至《つばめきたる》

玄鳥とは、燕《つばめ》の異称です。毎年のように燕の軽やかな飛翔が野に見られる頃です。

清明次候（10日～14日）

鴻雁北《こうがんかえる》

二十四節気

旧暦3月節気（新暦4月5日頃）

清明《せいめい》

春先の清らかな季節

清明とは「清浄明潔《しょうじょうめいけつ》」を略した言葉で、春浅い時期の、清らかで生き生きとした様子を表しています。

菜の花をはじめ、さまざまな草木の花も咲きはじめます。鳥たちはさえずり、蝶《ちょう》や虫たちの姿も目につき、野に山に生命力が溢《あふ》れる気配を

燕たちと入れ替わるように、雁が北へ渡って（帰って）いく頃です。

清明末候（15日～19日）

虹始見《にじはじめてあらわる》

雨上がりなど、空に鮮やかな虹を見はじめる時候です。

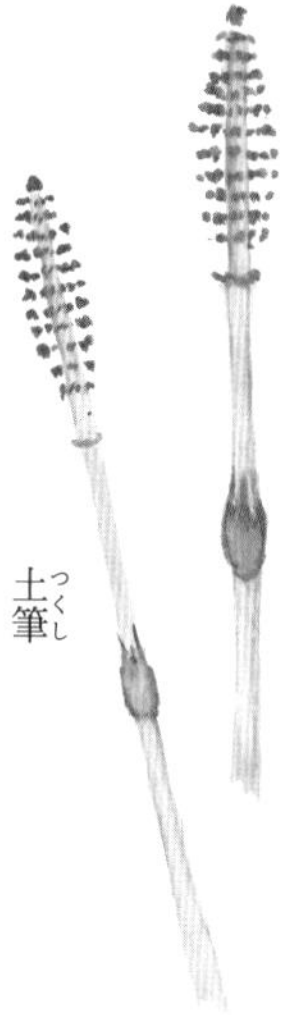

土筆《つくし》

感じます。まさに春たけなわ、といえる時候でしょう。

旬菜・旬魚

楤《たら》の芽《め》
春独活《はるうど》
筍《たけのこ》
鰹《かつお》
浅蜊《あさり》
馬糞雲丹《ばふんうに》

暦に学ぶ

清明祭（シーミー）

沖縄では、清明の日にお墓参りをする風習があります。清明祭とよばれるしきたりで、ご先祖様のお墓に親戚一同が集まり、お供えしたお重の料理やお酒をいただきます。三弦《さんげん》に合わせて歌い、踊り、にぎやかに楽しく先祖をもてなします。

七十二候

葭始生《あしはじめてしょうず》

穀雨初候（新暦4月20日～24日）

川や湖沼など、水辺の葭が芽を吹き出しはじめる時候です。

霜止出苗《しもやみてなえいずる》

穀雨次候（25日～29日）

ようやく霜が終わる頃。苗代で稲の苗が生長する時期です。

二十四節気

穀雨《こくう》

旧暦3月中気（新暦4月20日頃）

春の最後の二十四節気

春も深くなり、終わりの時候です。この頃には、けむるような春雨《はるさめ》が降る日が多くなります。この雨が田畑を潤し、穀物などの種子の生長を助けてくれます。

まさに「百穀を潤す春雨」から穀雨の名があり、種まきに適した時期としても知られます。

穀雨末候（30日～5月4日）

牡丹華《ぼたんはなさく》

「華さく」は「花が咲く」の意。字のごとく、牡丹が大きな花を華やかに咲かせる時候です。

この時期に長引く雨を、菜種梅雨《なたねづゆ》とよびならわしています。

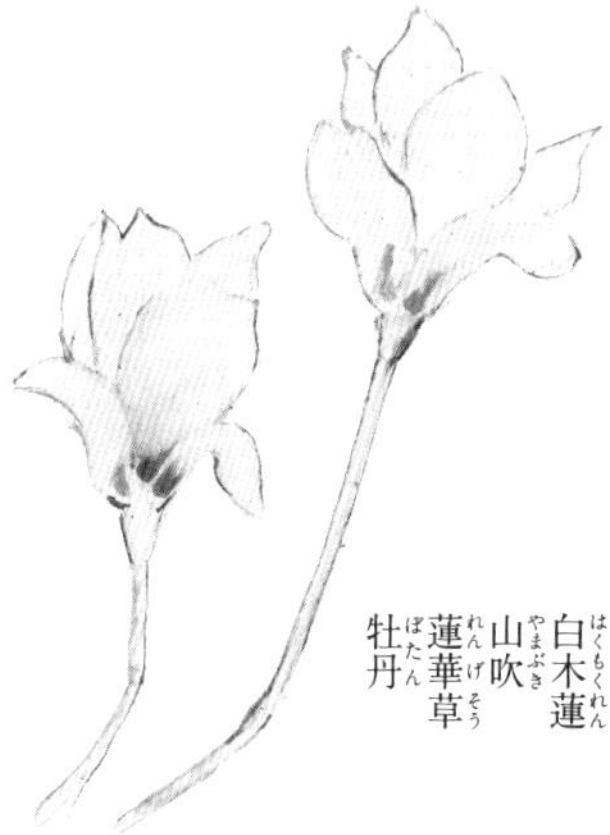

時候の花

白木蓮《はくもくれん》
山吹《やまぶき》
蓮華草《れんげそう》
牡丹《ぼたん》

暦に学ぶ

春の長雨

清明から穀雨の頃に降り続く雨のことを、菜種梅雨とよびます。菜の花の咲く時期にあたることから、その名があるようです。

春の長雨には、このほかにも「催花雨《さいかう》」「春霖《しゅんりん》」などの名前があります。

催花雨には花が早く咲くのを促す、という意味も。天からの恵みの雨です。

清明、穀雨の歳時記、風物詩

うららかな気候のなか、全国各地で春を迎える祭りのシーズンとなります。この時期は、潮干狩りも風物詩のひとつです。

灌仏会《かんぶつえ》

4月8日（旧暦4月8日）

お釈迦様の誕生を祝う行事で、別名「花まつり」ともよばれています。

花御堂《はなみどう》に安置された誕生仏に甘茶《あまちゃ》をかけたり、稚児行列《ちごぎょうれつ》が行われるなど、寺院によりさまざまな行事が催されます。

十三詣《じゅうさんまい》り

4月13日頃

旧暦3月13日に行われる、13歳になる男女のお祝いです。晴れ着をまとって観音様をお参りし、健やかな成長と幸福を祈ります。京都の法輪寺《ほうりんじ》や東京の浅草寺《せんそうじ》が有名です。

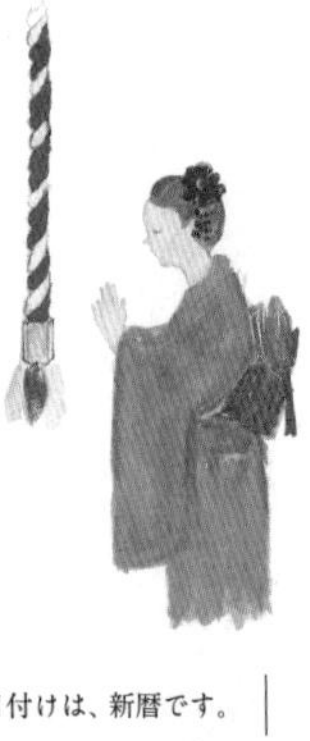

春《はる》の高山祭《たかやままつり》

4月14日・15日

岐阜・高山《たかやま》の日枝《ひえ》神社の山王祭で、日本三大美祭のひとつに数えられます。荘厳華麗な12台の屋台が、市内を曳《ひ》き回される様は圧巻。お囃子《はやし》や獅子舞《ししまい》に先導された祭り行列がにぎやかに続きます。

＊ここで紹介している行事などの日付けは、新暦です。

長浜曳山狂言《ながはまひきやまきょうげん》
4月15日頃

滋賀県・長浜八幡宮の例祭「曳山まつり」で奉納される子ども歌舞伎です。3～4歳の幼児から小学校高学年までの男子が、おもに江戸時代につくられた重厚な曳山の上で、歌舞伎を演じます。

壬生狂言《みぶきょうげん》
4月29日～5月5日など

京都・壬生寺で行われる大念仏法要のなかで、鎌倉時代から奉納されている狂言。円覚《えんがく》上人《しょうにん》が民衆にわかりやすい法《ほう》会《え》を行ったのがはじまりです。

お囃子の音色から「壬生さんのカンデンデン」の愛称でも親しまれています。

道成寺鐘供養《どうじょうじかねくよう》
4月27日頃

和歌山県・天音山《てんのんざん》道成寺の梵鐘《ぼんしょう》供養。安珍《あんちん》と清姫《きよひめ》の哀しくも凄まじい恋の伝説を再現したお祭り。約70人に担ぎ上げられた長さ21メートルの大蛇が、からだを打ち震わせ町中を練り歩きます。

潮干狩《しおひが》り
3月下旬頃～
（旧暦3月3日前後）

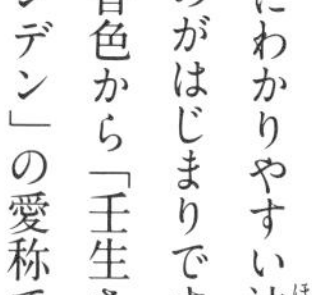

干潮《かんちょう》の時間に潮の引いた干《ひ》潟《がた》で、砂の中にいる浅蜊《あさり》などの貝類をとって楽しみます。

3月の彼岸頃からゴールデンウイーク過ぎにかけてが、潮干狩りのトップシーズンです。

旧暦

4月

初夏

七十二候

立夏初候（新暦5月5日〜9日）

鼃始鳴《かわずはじめてなく》

そろそろ田んぼなどで、蛙《かえる》が鳴きはじめる時候です。

立夏次候（10日〜14日）

蚯蚓出《みみずいずる》

蚯蚓が地上に出てきて、盛んに活動

二十四節気

旧暦4月節気（新暦5月5日頃）

立夏《りっか》

春の気配がまだ濃い夏のはじめ

「立夏」や「夏立つ」は、夏の代表的な季語にもなっています。暦や歳時記のうえでは夏のはじまりですが、気候はまだ春の色合いが濃い時期です。

野山の新緑が目にまぶしく、風が爽やかで心地よくなります。

をはじめる頃です。

立夏末候（15日〜20日）

竹笋生《たけのこしょうず》

筍《たけのこ》が生えてくる時候。真竹が旬の食材として、食卓にあがりはじめます。

新暦では、ゴールデンウィークの終盤あたりから夏に向かって季節が歩きだします。

時候の花

和蘭撫子《カーネーション》
躑躅《つつじ》
藤

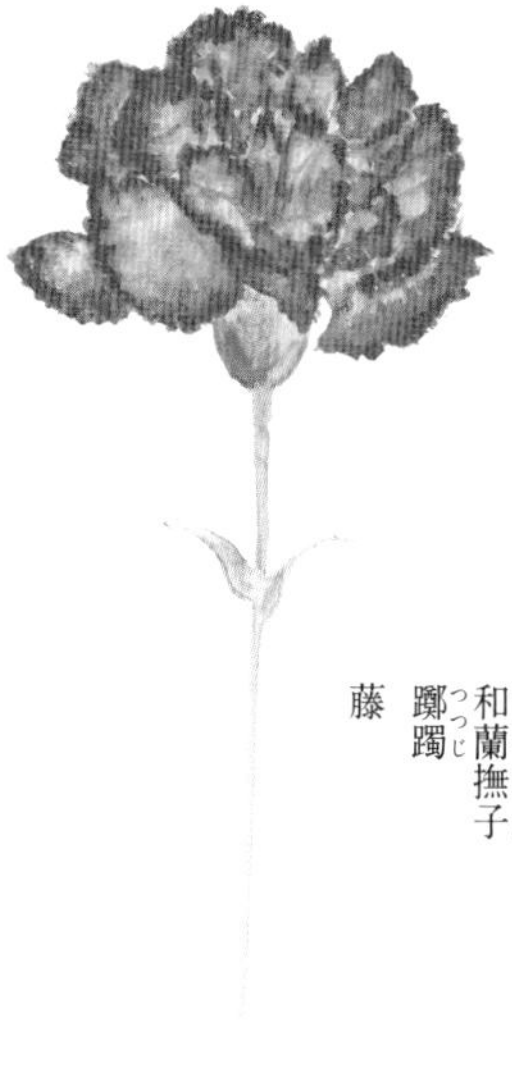

七十二候

小満初候（新暦5月21日～25日）

蚕起食桑《かいこおきてくわをはむ》

この頃になると、眠りからさめた蚕が盛んに桑の葉を食べはじめます。

小満次候（26日～30日）

紅花栄《べにばなさかう》

紅花の咲きほこる時候をさします。生産地は、紅黄色に染まります。

二十四節気

旧暦4月中気（新暦5月21日頃）

小満《しょうまん》

生物の気が大地に満ちる頃

小満とは「万物しだいに長じて天地に満ちはじめる」という意味です。さまざまな生きものに生気があふれる時期です。

野山の植物が実を結び、七十二候によれば、蚕《かいこ》が盛んに桑を食べはじめる頃。田植えの準備もいよいよはじまります。

小満末候（31日〜6月5日）

麦秋至《むぎのときいたる》

麦が熟し、麦畑が黄金色になります。
麦秋は、旧暦4月の異称でもあります。

旬菜・旬魚

石刀白《アスパラガス》
春甘藍《キャベツ》
辣韮《らっきょう》
伊佐木《いさき》

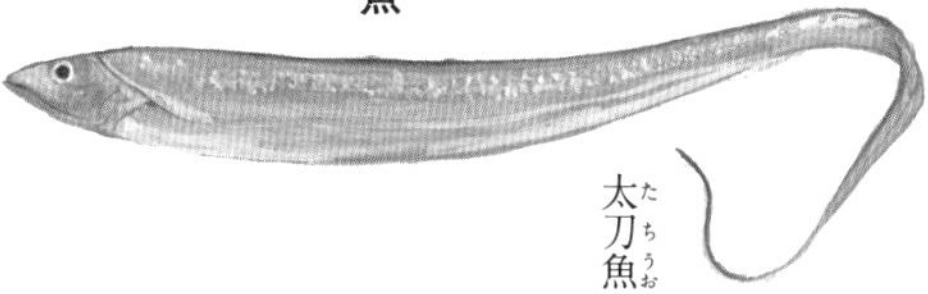

太刀魚《たちうお》

早ければ、この頃から本州が梅雨入りになる年もあります。

暦に学ぶ

季節限定！食材いろいろ

この頃には、この時期にしか食べられない食材があります。

甘みが強い新玉葱《しんたまねぎ》や春甘藍《キャベツ》、生の若布《わかめ》や鹿尾菜《ひじき》といった海藻類、そしてたたきで食したい春鰹《はるがつお》。

期間限定の味は、これぞ旬！の格別なおいしさです。

旧暦4月1日は、夏への衣更《ころもが》えの日です。

立夏、小満の歳時記、風物詩

初夏の雰囲気も感じられる日がある頃。にぎやかで、華やかな行事が各地で行われます。同時に夏の季節を告げるイベントも。

メーデー

5月1日

世界共通の労働者の日。米国で8時間労働制を要求するストライキを行ったのがはじまりです。

博多《はかた》どんたく

5月3日・4日

福岡を代表するお祭りです。櫛田《くしだ》神社を起点として稚児《ちご》や松囃子《まつばやし》が市内を練り歩くほか、手踊りなどが披露されます。

愛鳥週間《あいちょうしゅうかん》

5月10日～16日

バードウイークともいい、野鳥を知り、愛護する週間です。全国各地でシンポジウムや探鳥会、絵画コンクールなどが開かれます。

長良川《ながらがわ》鵜飼《うかい》開《びら》き

5月11日

飼いならした鵜に鮎《あゆ》などをとらせる「鵜飼」を、その年初めて行います。岐阜県・長良川でとれた鮎は、「御料鵜飼《ごりょううかい》」として皇室へ献上します。

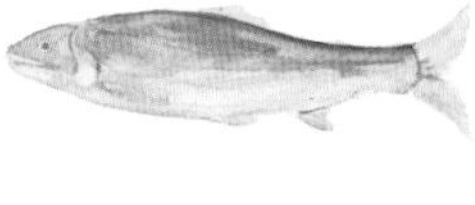

＊ここで紹介している行事などの日付けは、新暦です。

葵祭《あおいまつり》

5月15日

京都三大祭りのひとつで、上賀茂《かみがも》神社・下鴨《しもがも》神社の例祭です。

京の都に初夏の訪れを告げる行事で、平安貴族の装束で人々が歩く「路頭の儀」は、優雅な絵巻物のようです。

母《はは》の日《ひ》

5月第2日曜日

母親に感謝を伝える日。米国のアンナという少女が、母の葬儀で白いカーネーションを捧げたのがはじまり、といわれます。

三社祭《さんじゃまつり》

5月第3金曜・土曜・日曜日

浅草《あさくさ》神社の祭礼で、東京に夏の訪れを告げるお祭りです。氏子の町内神輿《みこし》、約100基が境内に参集する様子や、宮神輿3基が渡御《とぎょ》する様は圧巻。

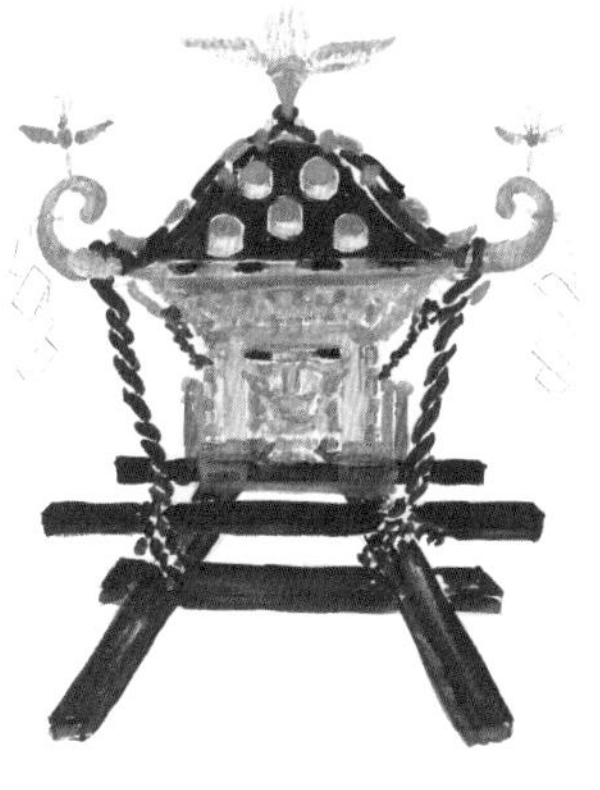

七十二候

芒種初候（新暦6月6日〜10日）

蟷螂生《かまきりしょうず》

蛍などとともに、蟷螂《かまきり》が生まれ出る時候です。

芒種次候（11日〜15日）

腐草為螢《くされたるくさほたるとなる》

腐った草むらの下で、蛹《さなぎ》から孵化《ふか》し

二十四節気

旧暦5月節気（新暦6月6日頃）

芒種《ぼうしゅ》

古くからの田植えの季節

芒種とは、稲や麦など「芒《のぎ》」のある穀物をさしています。同時に、この頃が稲を植えつける好時期であることも表します。

例年、梅雨に入るか入らないかの頃合いで、昔の農家は田植えの準備に忙しい時期だったようです。

た蛍が、そろそろ光を発しはじめる時候です。

芒種末候（16日～20日）

梅子黄《うめのみきばむ》

梅の実がだんだんと黄ばみはじめ、熟していく時候です。

そろそろ梅の実が黄色く色づきはじめ、スーパーなどに並ぶ頃です。

時候の花

紫陽花《あじさい》
菖蒲
花菖蒲《はなしょうぶ》

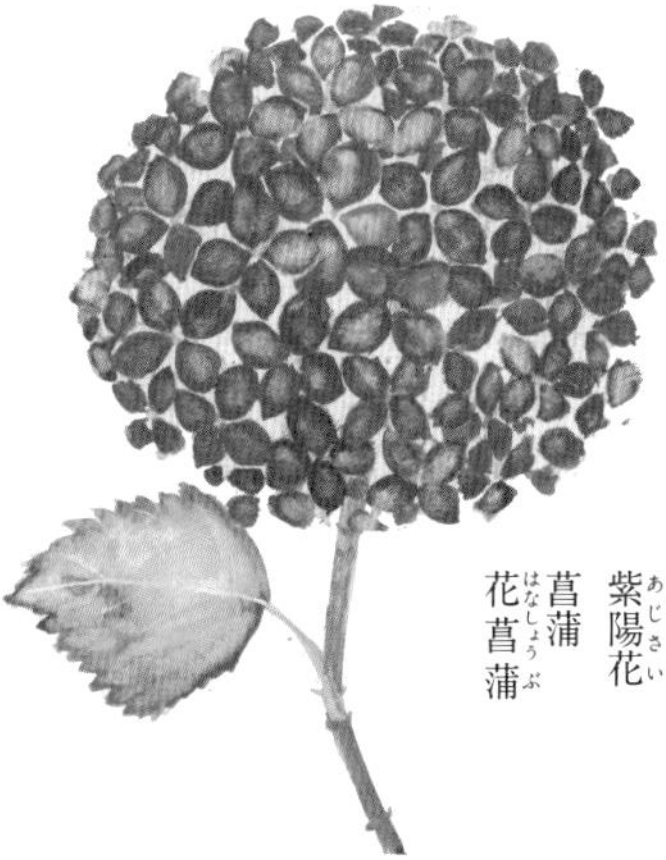

七十二候

夏至初候（新暦6月21日～26日）

乃東枯《なつかれくさかるる》

乃東とは夏枯草の古名。草木が繁茂する中で、この草だけが枯れる時候をさします。

夏至次候（27日～7月1日）

菖蒲華《あやめはなさく》

菖蒲の花が咲きはじめる時期をさし

二十四節気

旧暦5月中気（新暦6月21日頃）

夏至《げし》

夏の真ん中。梅雨の盛り

夏の季節のちょうど真ん中、北半球では昼が最も長くなる日です。

この頃は梅雨のまっ盛りでもあり、じめじめとした日が続くことも。農家では、田植えの繁忙期にあたります。

咲きはじめの花菖蒲《はなしょうぶ》、雨に映える美しい

ます。ただし、日本の気候では、花菖蒲が盛りを迎えます。

夏至末候（7月2日～6日）

半夏生《はんげしょうず》

半夏とは烏柄杓《からすびしゃく》というサトイモ科の草。この草が生えはじめる頃をさします。

旬菜・旬魚

西葫芦《ズッキーニ**》** 鮎《あゆ》
和蘭三葉《セロリ》 真鯵《まあじ》
新牛蒡《しんごぼう》 鱚《きす》

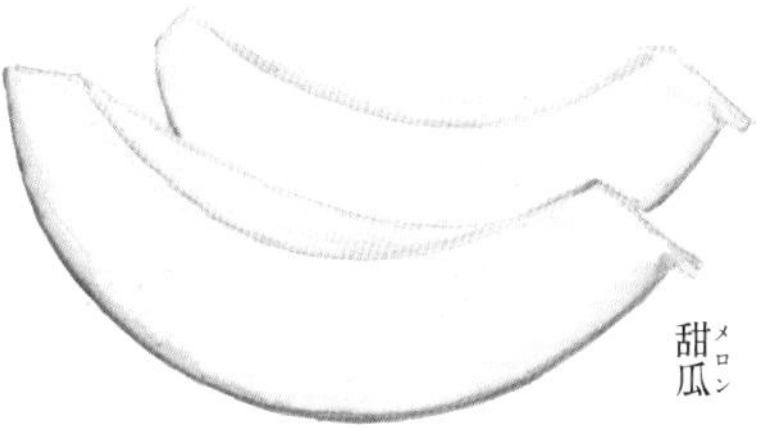
甜瓜《メロン》

紫陽花《あじさい》などが目にやさしく、心なごませる時候でもあります。

暦に学ぶ

五月雨、五月晴れの意味

旧暦5月は梅雨の時期。そこで雨にちなんだ五月雨や五月晴れなどの言葉が生まれました。

「五月雨式に……」などと言いますが、これは梅雨の雨がダラダラと続く様を表したのがはじまりです。

また、五月晴れは現在では初夏の爽やかな青空をイメージしますが、じつは梅雨空の貴重な晴れ間をさしています。

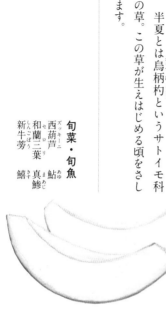

芒種、夏至の歳時記、風物詩

そろそろ梅雨を迎える頃、本格的な夏への備えがはじまります。夏越《なご》しの祓《はらえ》など、風習や行事にも夏に向けたものが見られます。

更衣《ころもがえ》

6月1日（旧暦4月1日）

冬服を夏服と入れ替える習慣で、「衣替え」や「衣更《が》え」ともいいます。

家庭では天気のいい日に、部屋の空気を入れ替えながら行います。

時《とき》の記《き》念《ねん》日《び》

6月10日

時間を尊重し、生活の合理化を推進する目的で制定されました。天智《てんじ》天皇の時代、水時計で時を知らせたのが現在の6月10日だった、という故事にちなんでこの日が選ばれた、ということです。

暦に学ぶ

4回もあった更衣

室町時代頃から、更衣は年に4回行われました。旧暦4月1日に、冬の防寒用の綿が入った綿入れから裏地のついた袷《あわせ》へ。5月5日から裏地のない麻などの帷子《かたびら》に。そして9月1日から8日までを袷で過ごし、9日からは綿入れに着替えました。江戸時代に入ると、10月1日から綿入れに着替えたといいます。

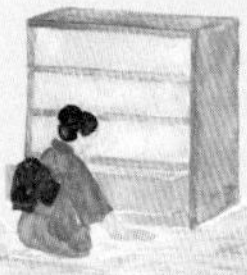

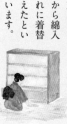

チャグチャグ馬《うま》コ

6月上旬頃

岩手県盛岡市などで行われます。日頃の農作業で活躍する馬の労をねぎらう伝統行事で、華やかに飾りつけられた馬たちが行進します。

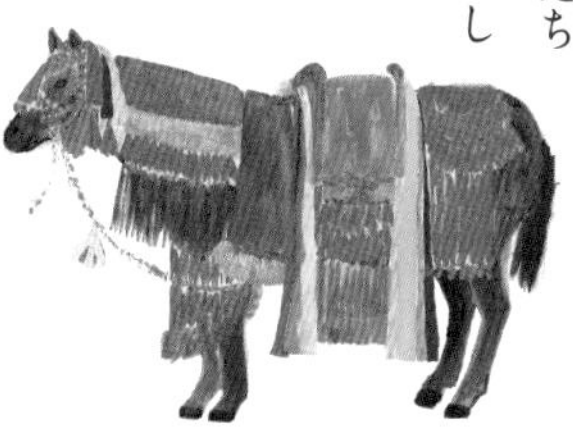

金沢百万石《かなざわひゃくまんごく》まつり

6月中旬頃

加賀藩の藩祖・前田利家《まえだとしいえ》が、金沢城に入城した日を記念してはじめられたお祭り。

百万石行列をはじめ、加賀《かが》鳶《とび》や加賀獅子《かがじし》などの妙技が披露されます。

父《ちち》の日《ひ》

6月第3日曜日

父親への感謝の気持ちを届ける日。定期入れやお財布など、日々、使う品をプレゼントする人が多いようです。

夏越《なごし》の祓《はらえ》

6月30日

1年の半分にあたる節目の日。全国の神社で、半年分の厄や穢《けが》れを落として身を清め、茅草《かやくさ》を束ねた茅《ち》の輪をくぐり、残りの半年の無事を祈願します。12月31日には、1年の罪や穢れを払う「年越しの祓」も行われます。6月の晦日《みそか》と12月の大晦日《おおみそか》が大祓《おおはらえ》です。

七十二候

小暑初候（新暦7月7日～11日）

温風至《あつかぜいたる》

温風とは真夏から夏の末に吹く暖かい風。盛夏となって、暑い風が吹く頃。

小暑次候（12日～17日）

蓮始開《はすはじめてひらく》

蓮の花が咲きはじめる時期。

二十四節気

旧暦6月節気（新暦7月7日頃）

小暑《しょうしょ》

暑中見舞いを出せる時候に

暦のうえでは夏の終わり、晩夏の時候ですが、だんだんと暑気が増してくる頃です。

この日からは暑中見舞いを出しても失礼にあたりません。

しかし、実際は本州の梅雨が明けるかどうか、微妙な時期でもあるようです。

池や蓮田に咲く花を、朝の散歩で楽しめる頃です。

この頃から蓮《はす》の花が咲きはじめ、優美な姿を見せてくれます。

小暑末候（18日〜22日）

鷹乃学習《たかすなわちがくしゅうす》

この年に生まれた鷹の幼鳥が、飛ぶことを覚える時期です。

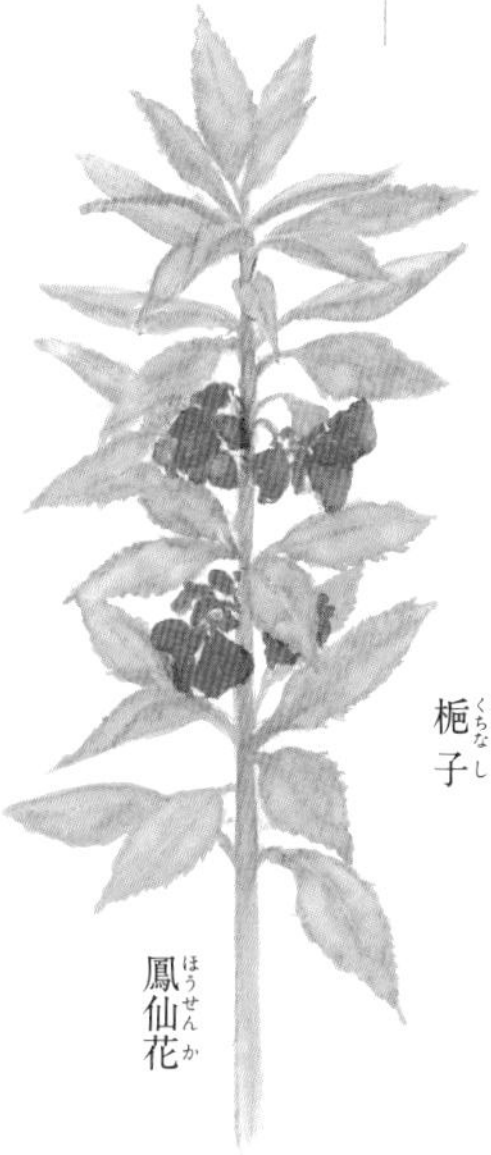
鳳仙花《ほうせんか》

時候の花

蓮

梔子《くちなし》

七十二候

桐始結花《きりはじめてはなをむすぶ》

大暑初候（新暦7月23日～27日）

桐の花が結実して、卵形の堅い実がなりはじめる時候です。

土潤溽暑《つちうるおうてむしあつし》

大暑次候（28日～8月2日）

土がじっとりとして、蒸し暑くなる時期をさします。

二十四節気

大暑《たいしょ》

旧暦6月中気（新暦6月21日頃）

梅雨明け後の酷暑が続く頃

夏の最後となる二十四節気です。

梅雨が明けて、本格的な暑さがやってくる時期です。気温が高く、酷暑の季節といってもいいでしょう。

子どもたちは夏休みに入り、夏の土用もはじまる頃です。油蟬《あぶらぜみ》が鳴き、これからいよいよ夏

溽暑《じょくしょ》は非常に蒸し暑い様です。

大暑末候（3日〜7日）

大雨時行《たいうときどきふる》

大雨が降ることがある時期です。梅雨明け前後の集中豪雨が発生する頃でもあります。

旬菜・旬魚

陸蓮根《オクラ》
蕃茄《トマト》
西洋唐辛子《ピーマン》
枝豆

縞鯵《しまあじ》
舌平目《したびらめ》
岩牡蠣《いわがき》

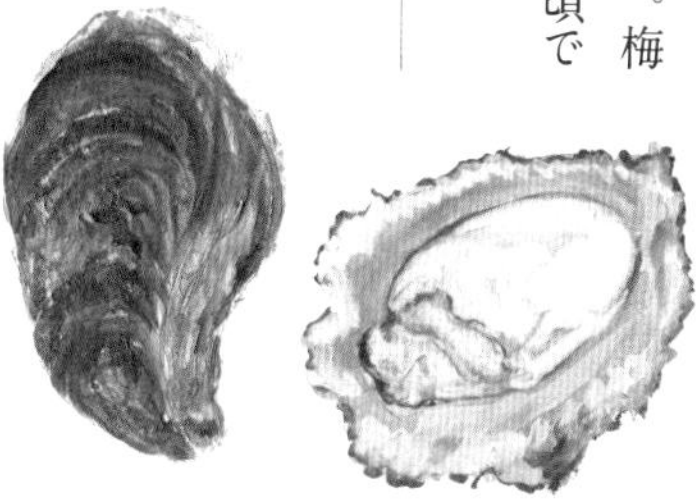

の真っ盛り、という気配に満ちています。

暦に学ぶ

夏の節目の時期

1年も約半分経過したこの時期は、夏のご挨拶をする節目の時候でもあります。「小暑」からは暑中見舞いが時候の挨拶に。普段なかなか会えない方に、近況を知らせてみてはいかがでしょう。

また、日頃お世話になっている方には贈り物を。お中元にはもともと先祖供養の意味合いもあるので、仏壇に供える手土産を持って親族や縁者を訪ねるのもいいでしょう。

小暑、大暑の歳時記、風物詩

街でも郊外でも、夏の行事が行われる時期です。風物詩となる祭りの多い頃でもあり、本格的な夏の到来を感じさせます。

山開《やまびら》き、海開《うみびら》き

7月1日など

神が宿るとされた山に登ることを禁じてきた日本では、山開きでその禁が解かれます。海開きは信仰とは関係なく、海水浴シーズンの到来です。

祇園祭《ぎおんまつり》

7月1日〜約1カ月（旧暦6月7日〜14日）

京都の八坂神社の祭礼。とくに14日から16日の宵山《よいやま》、17日の山鉾《やまほこ》巡行、神輿渡《みこしと》御《ぎょ》が有名な夏の風物詩です。

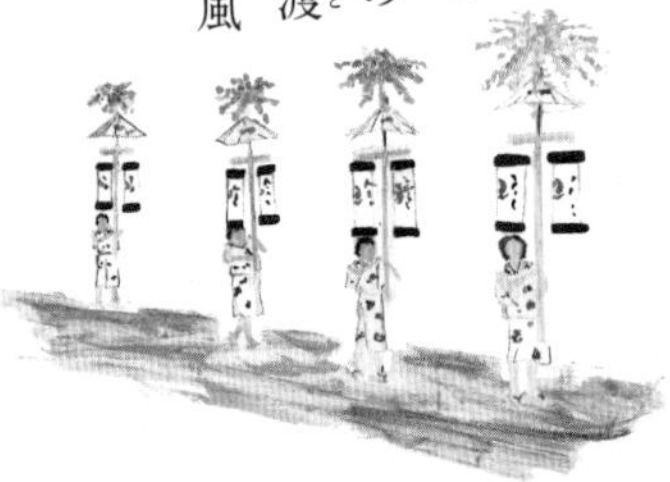

入谷《いりや》朝顔《あさがお》まつり

7月6日〜8日

東京・入谷の鬼子母神《きしもじん》（真《しん》源《げん》寺）境内とその付近に、およそ12万鉢もの朝顔が並びます。

江戸時代から続く、東京下町の夏の風物詩です。

ほおずき市

7月9日・10日

各地の寺社に市が立ちますが「四万六《しまんろく》

千日《せんにち》」の縁日に多くの露店が並ぶ、東京・浅草寺《せんそうじ》の市が最も有名です。

ほおずきの実を水で呑めば「大人は癪《しゃく》を切り、子どもは虫の気を去る」といわれました。

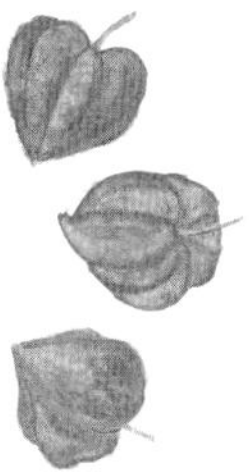

四万六千日《しまんろくせんにち》

7月10日頃

京都の清水観音《きよみずかんのん》、東京の浅草寺や護国寺《ごこくじ》などの観世音菩薩の結縁日《けちえん》です。この日に参詣すると4万6000日分の功徳《くどく》をいただけるとか。そこから「四万六千日」とよばれています。

海《うみ》の日《ひ》

7月第3月曜日

「海の恩恵に感謝し、海洋国日本の繁栄を願う」日として、平成8（1996）年からはじまった国民の休日です。

7月は「海の月間」。期間中は、海に親しむためのイベントが全国各地で開催されます。

長崎《ながさき》ペーロン選手権大会《せんしゅけんたいかい》

7月最後の日曜日頃

「長崎くんち」とともに、長崎を代表する「長崎港まつり」の中で行われる行事です。

独特の形の船を26名で漕《こ》いで競います。

およそ360年の伝統をもち、江戸時代には端午の節供とその翌日に行われていました。

盂蘭盆会《うらぼんえ》（お盆）

先祖の霊を迎える行事

「お盆」は、正式には「盂蘭盆会」。仏教と日本古来の先祖供養がひとつになった行事です。

7月（あるいは8月）13日の夕刻、祖先の霊が迷わず帰ってくる目印に、軒先や精《しょう》霊棚《りょうだな》の提灯《ちょうちん》に火を入れます。そして家の門口や玄関で、焙《ほう》烙《ろく》という素焼きの土器に芋殻《おがら》を重ねて燃やし、迎え火を焚《た》き、合掌して祖霊をお迎えします。

芋殻は麻の茎の皮をはいで干したもので、空間を清める聖なる働きをします。16日には迎え火を焚いた同じ場所で再び芋殻を焚き、先祖の霊をお墓に送ります。

盂蘭盆会のしきたり

精霊棚のしつらえ

先祖を迎えるにあたり、仏壇の前にマコモで編んだ盆ござを敷き、精霊棚をしつらえます。胡瓜《きゅうり》や茄子《なす》で精霊馬《しょうりょううま》をつくり、野菜や酸漿《ほおずき》、精進《しょうじん》料理などを供えます。

胡瓜は足の速い馬に見立て、あの世から早く家に戻るように。茄子は歩みの遅い牛に見立て、供物を乗せてゆっくりあの世へ帰っていただく願いが込められています。

棚の両側には盆花や盆提灯を飾り、先祖の霊をにぎやかに歓迎します。

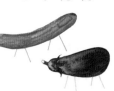

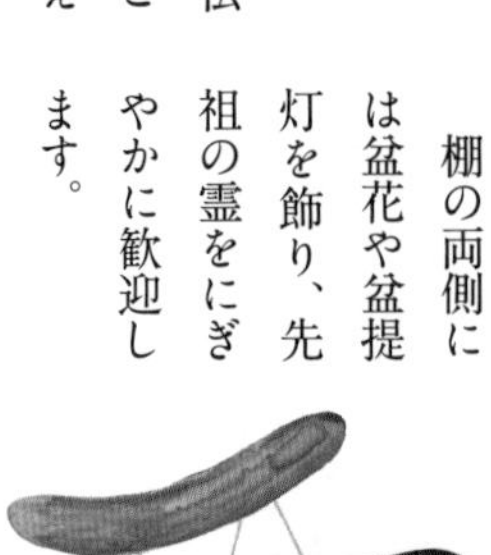

盂蘭盆会の歳時記

月遅れ盆、旧盆

旧暦では7月13日からがお盆でしたが、新暦の採用以降は地方によって異なるようになりました。現在では関東や北陸、中部の一部では新暦の7月13日から行うようです。

また、旧暦の日づけをそのまま1カ月ずらした8月13日からお盆を行う地域もあります。これを「月遅れの盆」とか「旧盆」とよびならわします。

もとは初秋の行事でしたが、今では夏の風物詩の印象があります。

藪入《やぶい》り

1月16日と7月16日は藪入りとよばれ、嫁いだお嫁さんや商家に住み込んで働く奉公人が、実家へ帰れる休みの日です。

1月15日の小正月、7月15日のお盆と、大切な実家での行事に参加できるように、といった配慮があったようです。

藪入りの風習は廃《すた》れましたが、正月休みや盆休みがその名残といえるでしょう。

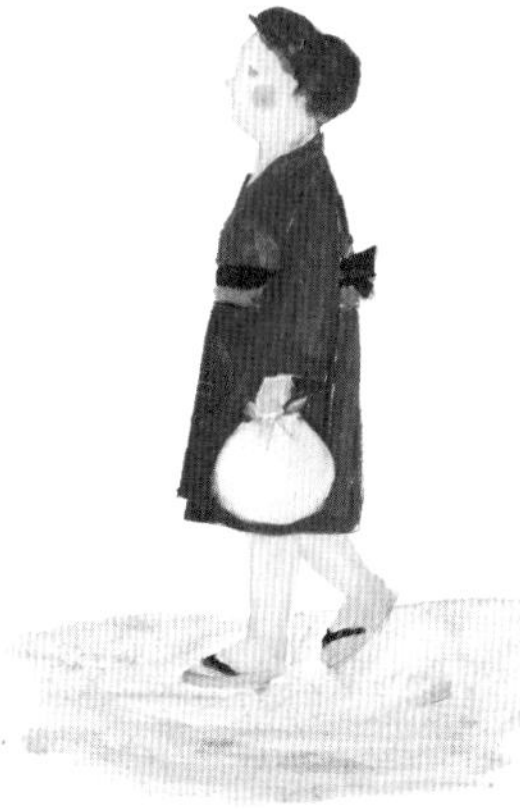

旧暦

7月

初秋

七十二候

立秋初候（新暦8月8日～12日）

涼風至《すずかぜいたる》

残暑が厳しい中に、涼しい風が吹きはじめる時候です。

立秋次候（13日～17日）

寒蟬鳴《ひぐらしなく》

蜩が鳴きはじめる頃です。寒蟬《かんぜみ》とは、

二十四節気

旧暦7月節気（新暦8月7日頃）

立秋《りっしゅう》

暑中見舞いから残暑見舞いへ

暦のうえでは秋になりますが、まだまだ気温も高く、残暑が厳しい時期です。

しかし、注意してみると、空をゆく雲の姿、夜風のそよぎなど、どことはなしに秋の気配が漂っています。

蜩《ひぐらし》が鳴きはじめるのもこの頃です。

蜩や秋に鳴く蟬をさします。

立秋末候（18日～22日）

蒙霧升降《ふかききりまとう》

濃い霧がもうもうと、まとわりつくように立ちこめる時候です。

この日からは、残暑見舞いが時候の挨拶になります。

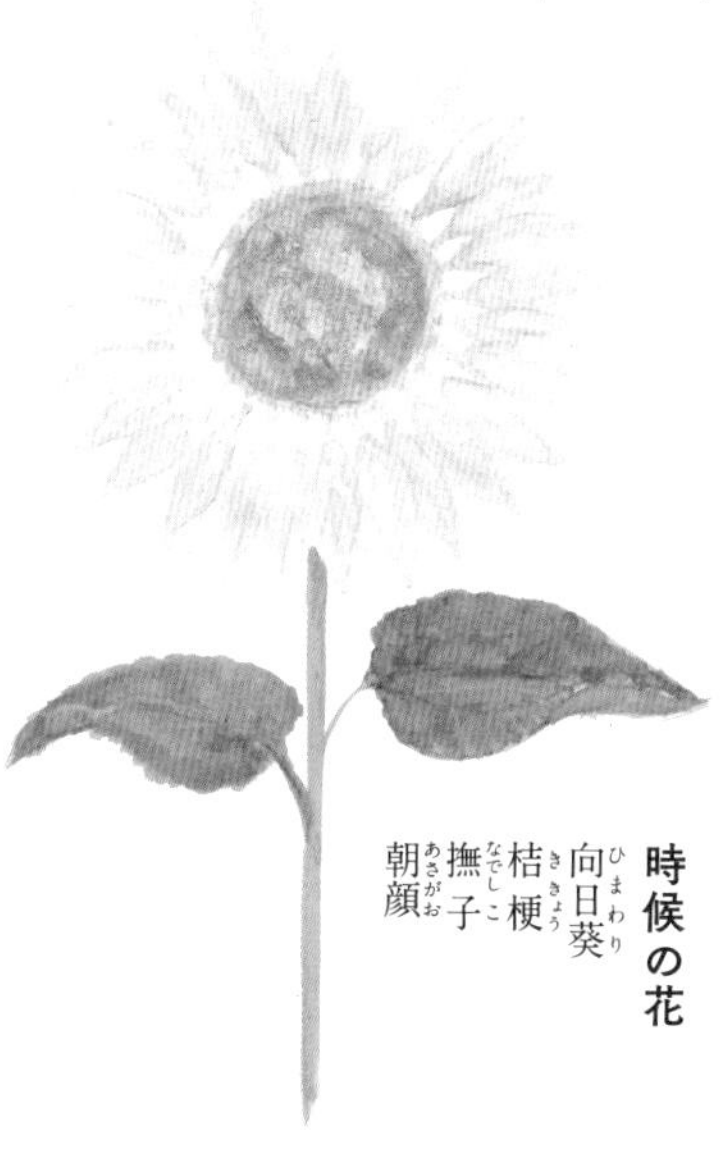

時候の花

向日葵《ひまわり》
桔梗《ききょう》
撫子《なでしこ》
朝顔《あさがお》

七十二候

処暑初候（新暦8月23日〜27日）

綿柎開《わたのはなしべひらく》

綿を包んでいる、花の萼《がく》が開きはじめる時期です。

処暑次候（28日〜9月1日）

天地始粛《てんちはじめてさむし》

粛《しゅく》とは、ちぢむ、衰えるの意味です。ようやく暑さがおさまる時期です。

二十四節気

旧暦7月中気（新暦8月23日頃）

処暑《しょしょ》

涼風が吹く初秋の時候

処暑とは「暑さが止む」という意味です。この頃から暑さも少しおさまりはじめ、涼やかな初秋の風もちらほらと感じられる日が出てきます。

また、この日は雑節の二百十日《にひゃくとおか》（↓140頁）とともに、台風の被害が多い特異日とされています。農作物などの実りの時期でもあり、暴風雨への注意が必要です。

処暑末候（2日〜7日）

禾乃登《こくものすなわちみのる》

禾《いね》とは稲のことで、まさに稲が実る時候をさしています。

旬菜・旬魚

胡瓜
冬瓜《とうがん》
南瓜《かぼちゃ》
玉蜀黍《とうもろこし》

皮剥《かわはぎ》
障泥烏賊《あおりいか》
鱧《はも》

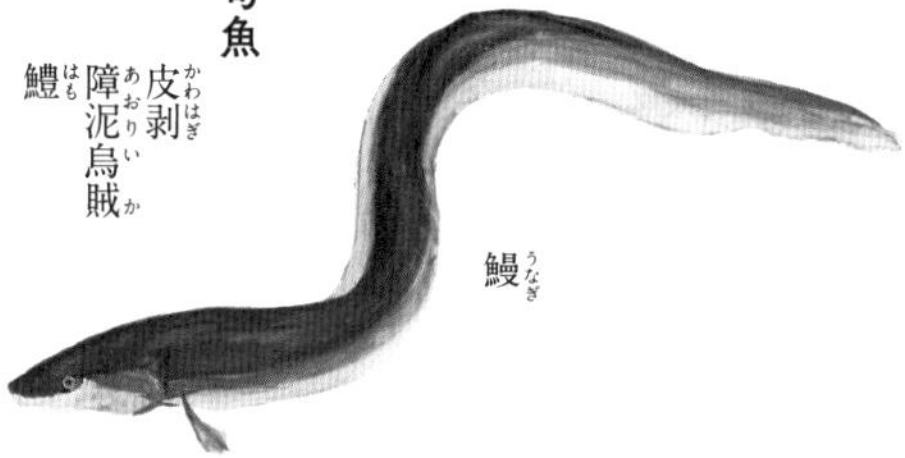

鰻《うなぎ》

暦に学ぶ

夏バテ対策に夏野菜

暑さが厳しく、からだへのダメージも大きくなる時期。夏野菜が、まさに季節からの恵みとなります。胡瓜《きゅうり》や苦瓜《にがうり》などの瓜類、茄子《なす》などは、からだの熱を取り冷やしてくれます。また、枝豆はビタミンB1が豊富で疲労回復に最適。

このほか、陸蓮根《オクラ》、蕃茄《トマト》、西洋唐辛子《ピーマン》など、夏の旬菜には夏バテを防ぐパワーがあります。

立秋、処暑の歳時記、風物詩

暦のうえでは秋になる頃です。各地でお盆にまつわる祭礼や行事が行われます。京都の大文字《だいもんじ》五山《ござん》送《おく》り火《び》などが有名です。

八朔《はっさく》

8月1日（旧暦8月1日）

8月朔日《さくじつ》（一日《ついたち》）の略。早《わ》稲《せ》の初穂を恩人などに贈った「田実《たのみ》の節《せち》」の風習が武家社会に取り入れられ、この日に贈答をする風習になったとか。

徳川家康の江戸入城の日とも重なり、江戸幕府の重要な式日でした。

青森《あおもり》ねぶた祭《まつり》

8月2日～7日
（弘前市は8月1日～7日）

青森市のねぶたは、東北の三大祭りのひとつ。弘前市では「ねぷた」。ともに農作業の妨げとなる睡魔を祓う「眠流《ねむり》し」に、お盆の精霊送りが加わった七夕行事です。夕刻になると灯をともし、町内を練り歩きます。

秋田《あきた》竿燈祭《かんとうまつり》

8月3日～6日

秋田市の竿燈祭は、青森のねぶたと同じように「眠流し」の行事で、東北の三大祭りのひとつです。長い竹竿に46個の提灯を吊り下げ、囃子《はやし》に合わせて額や肩、腰へとすり移して妙技を競います。

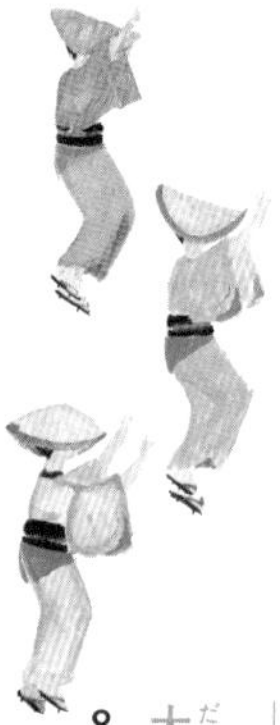

阿波《あわ》おどり

8月12日～15日

天正13（1585）年、蜂《はち》須賀《すか》家が阿波の徳島城を築いた折、その祝い酒に酔った人たちが夜のふけるのも忘れ、踊り歩いたのが起源といわれます。

連《れん》とよばれるグループごとに揃《そろ》いの浴衣《ゆかた》を着て、それぞれの踊り方で練り歩きます。

大文字《だいもんじ》五山《ござん》送《おく》り火《び》

8月16日

お盆の16日、京都を取り囲む五山に「大文字、左大文字《ひだりだいもんじ》、妙法《みょうほう》、船形《ふながた》、鳥居形《とりいがた》」の5つの火が点《とも》り、お精霊さんとよばれる死者の霊をあの世へ送り届けます。夏の都の夜空を焦がす風物詩です。

地蔵盆《じぞうぼん》

8月23日・24日

お盆の期間に近畿地方を中心に行われている、道祖神《どうそじん》信仰と結びついた行事です。

地蔵菩薩《ぼさつ》を町内の人々が洗い清め、新しい前垂《まえだ》れを着せて化粧を施し、提灯などを飾りつけます。

千灯供養《せんとうくよう》

8月23日・24日

京都・嵯峨野《さがの》の化野念仏寺《あだしのねんぶつじ》で、地蔵盆の日に行われます。

境内には1000を超える供養灯が灯り、無縁仏を供養します。

七十二候

白露初候（新暦9月8日～12日）

草露白《くさのつゆしろし》

暦のうえでは秋の中盤。草におりた露が白く光って見える時候です。

白露次候（13日～17日）

鶺鴒鳴《せきれいなく》

小川や湖沼などの水辺で、鶺鴒《せきれい》が鳴

二十四節気

旧暦8月節気（新暦9月8日頃）

白露《はくろ》

野草に露が宿る季節

残暑も感じられる中、次第に秋の気配が濃くなってくる時期です。

白露とは「しらつゆ」の意味で、野山の草にしらつゆが宿り、秋気が本格的になることを教えています。

中秋の名月もこの頃が多く、虫たちのすだく

きはじめる時期です。

白露末候（18日〜22日）

玄鳥去《つばめさる》

春に渡ってきた燕たちが、南方へ帰っていく時候です。

声もすでに盛んです。日によっては朝晩、秋の趣を肌で感じられる時候です。

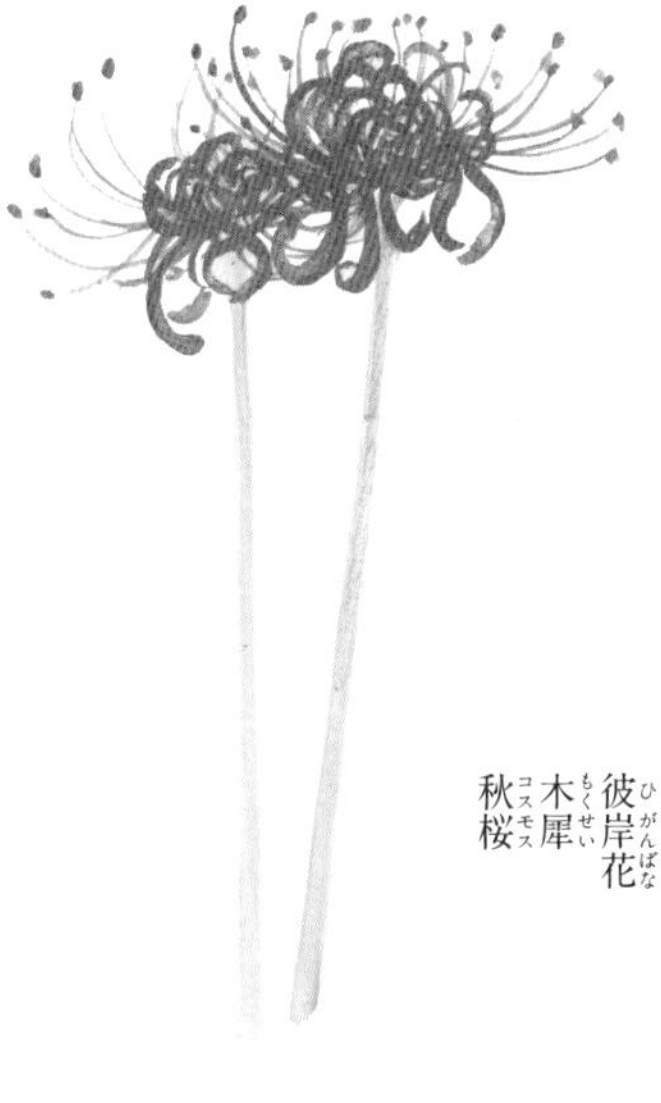

時候の花

彼岸花《ひがんばな》
木犀《もくせい》
秋桜《コスモス》

七十二候

秋分初候（新暦9月23日～27日）

雷乃収声《かみなりすなわちこえをおさむ》

春から夏にかけて暴れていた、雷の響きを次第に聞かなくなる時期です。

秋分次候（28日～10月2日）

蟄虫坏戸《むしかくれてとをふさぐ》

啓蟄（↓36頁）で穴から出てきた虫たちが、土の中につくった穴をふさぐ時

二十四節気

旧暦8月中気（新暦9月23日頃）

秋分《しゅうぶん》

秋彼岸《ひがん》の中日、秋分の日

秋分の日は、国民の祝日です。秋彼岸の中日にもあたるので、お墓参りに出かけて、ご先祖様や亡き人たちの霊をしのびます。

春分と同じように、この日は昼と夜の長さがほぼ同じになります。厳しい残暑もおさまり、過ごしやすい時節となります。

期です。

秋分末候（3日～7日）

水始涸《みずはじめてかるる》

水田の水を干しはじめ、来るべき収穫に備える時候です。

旬菜・旬魚

とんぶり　秋刀魚《さんま》
臭橙《かぼす》　𩸽《ほっけ》
銀鱈《ぎんだら》

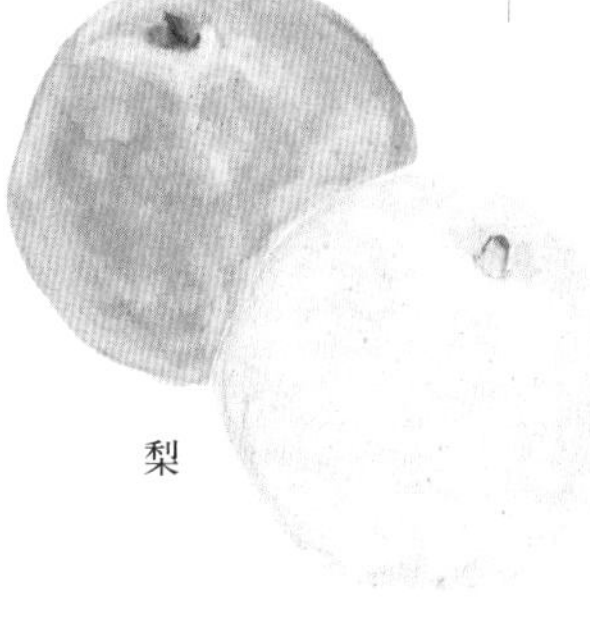

梨

果物、秋の野菜、魚と食べものがおいしくなってくる、実りの季節でもあります。

暦に学ぶ
秋の七草をさがす

ピクニック気分で、野に咲く秋の七草観賞はいかがですか。秋の七草は桔梗《ききょう》、萩《はぎ》、葛《くず》、藤袴《ふじばかま》、尾花《おばな》（薄《すすき》）、撫子《なでしこ》、女郎花《おみなえし》。

郊外へ出かけたいところですが、街なかでも公園や遊歩道なら、萩や撫子が見られるかもしれません。秋の風情を満喫しましょう。

白露、秋分の歳時記、風物詩

虫の音に秋を感じる季節。残暑がおさまれば、行楽シーズンもはじまります。秋の彼岸には、先祖のお墓へ参る風習があります。

おわら風《かぜ》の盆《ぼん》

9月1日〜3日
(旧暦8月1日、やみ夜の祭り)

越中《えっちゅう》おわら風の盆ともいい、富山県・八尾《やつお》町で300余年も続く祭りです。

提灯、幔幕《まんまく》、ぼんぼりを飾り、日本五大民謡のひとつに挙げられる「越中おわら節」を歌いながら、思い思いの衣装で夜を徹し、踊ります。

飾山囃子《おやまばやし》

9月7日〜9日

日本三囃子のひとつで、秋田県・角館《かくのだて》町の神明社《しんめいしゃ》の秋祭りで行われます。各町内から引き出された曳山《ひきやま》(飾山《おやま》)の上で太鼓や笛、三味線の囃《はや》子《し》に合わせ、秋田おばこが美しい手踊りを奉じます。

岸和田《きしわだ》だんじり祭《まつ》り

敬老の日直前の土曜日・日曜日

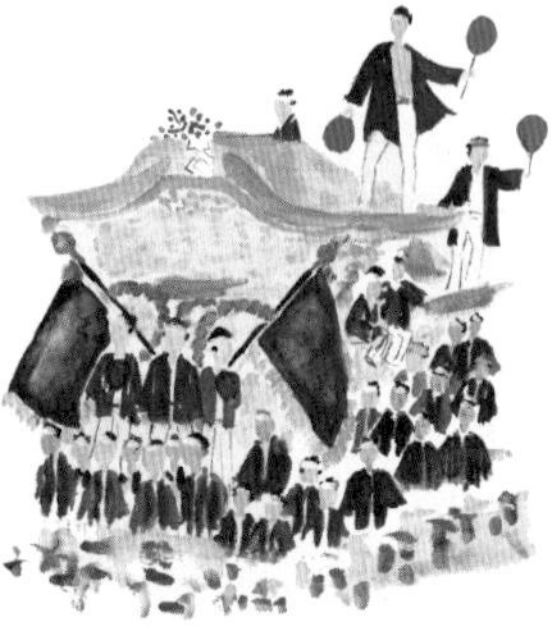

大阪・岸和田市の岸城神社《きしき》の祭礼。提灯をつけ、彫刻を施された山車《だし》（だんじり）がお囃子連中を乗せ、市中を練り歩きます。出合いがしらに、競り合いや衝突が起こることから、けんか祭りともいわれます。

敬老《けいろう》の日《ひ》

9月第3月曜日

多年にわたり社会に尽くした老人を敬愛し、長寿を祝う国民の祝日です。現・兵庫県多可町《たか》の元村長らが、農閑期の気候がよい9月中旬の15日を「としよりの日」にと提唱したのがはじまりです。

鶴岡八幡宮流鏑馬神事《つるおかはちまんぐうやぶさめしんじ》

9月16日

神奈川県鎌倉《かまくら》市の鶴岡八幡宮の例大祭で、疾走する馬上から放つ鏑《かぶら》矢《や》で的を射る弓馬術です。源《みなもとの》頼《より》朝《とも》が、放生《ほうじょう》会《え》の後に奉納したのがはじまりといわれています。

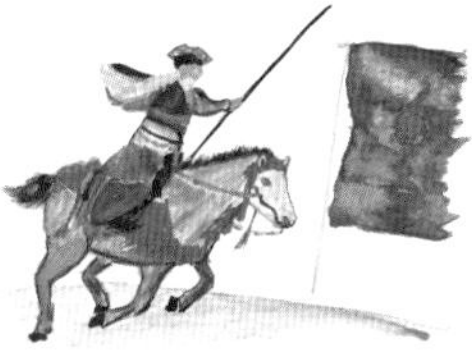

このほかにも鎧《よろい》武者行列、神輿《みこし》渡御《とぎょ》、神楽《かぐら》の八乙女舞《やおとめまい》などが行われます。

秋分《しゅうぶん》の日《ひ》

9月23日頃

9月23日頃は、昼と夜の長さがほぼ同じになる日。仏教で秋の彼岸会《ひがんえ》が行われ、先祖を供養し、亡くなった人々をしのびます。国民の休日となっています。

旧暦

9月

晩秋

七十二候

寒露初候（新暦10月8日～12日）

鴻雁来《こうがんきたる》

渡り鳥の雁《がん》が隊列を組んで、湖沼や池に飛んでくる時候です。

寒露次候（13日～17日）

菊花開《きくのはなひらく》

秋の花ともいえる、菊が咲きはじめ

二十四節気

旧暦9月節気（新暦10月8日頃）

寒露《かんろ》

朝晩に肌寒さを感じる時候

野山では秋の色合いが濃くなり、次第に紅葉の時期となっていきます。秋の行楽シーズンにも重なり、観光地などが人々で賑わう頃です。

そろそろ菊が咲きはじめ、秋の深まりを思わせます。また、この頃には、柿や栗といった秋

る時期です。菊人形などの行事も行われます。

蟋蟀在戸《きりぎりすとにあり》

寒露末候（18日～22日）

蟋蟀《キリギリス》が戸の近くで鳴く頃。秋の夜長は、虫の音が哀れを感じさせます。

の果実が、一段とおいしくなります。

寒露とは、野草に宿る冷たい露のこと。朝晩に肌寒さを感じるのもこの頃です。

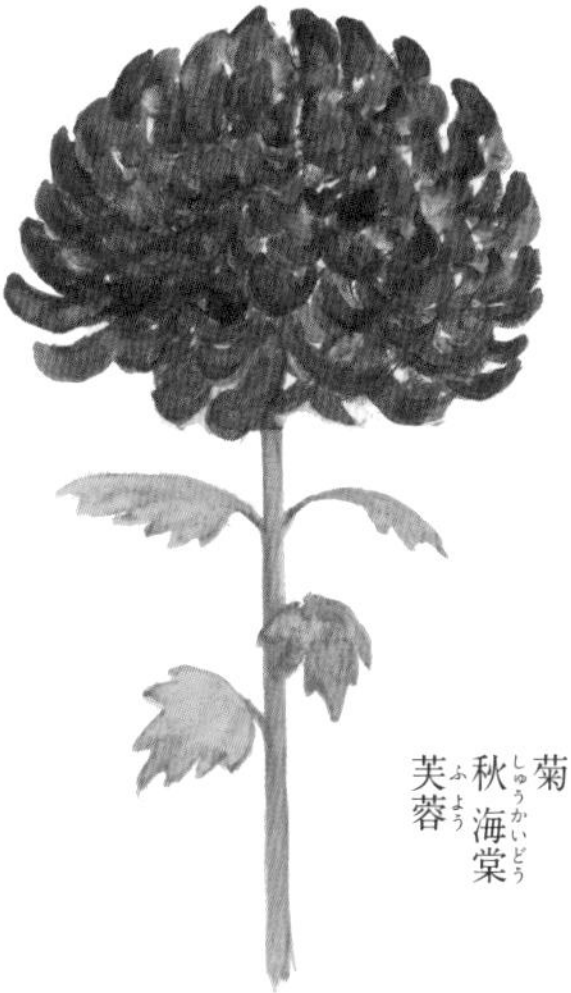

時候の花

菊
秋海棠《しゅうかいどう》
芙蓉《ふよう》

七十二候

霜始降《しもはじめてふる》

霜降初候（新暦10月23日～27日）

秋がすっかり深まり、田園にも霜がおりはじめる時期です。

霎時施《こさめときどきふる》

霜降次候（28日～11月1日）

秋も終わりとなる頃で、しとしとと小雨が降ってわびしい時候です。

二十四節気

霜降《そうこう》

旧暦9月中気（新暦10月23日頃）

秋深く、霜がおりる時候

霜降とは、霜がおりる頃、という意味です。早朝に霜がおりるほど気温が冷え込み、冬の足音が遠くのほうでかすかに聞こえるようになった時期をさしています。

ときどき小雨《こさめ》も降り、秋の深まりがものさびしさを感じさせることもあります。秋の季節最

霜降末候（2日～6日）

楓蔦黄《もみじつたきばむ》

紅葉《もみじ》や蔦《つた》の葉が黄葉する時候。暦のうえでの秋は、ここで終わります。

旬菜・旬魚

里芋《さといも》　八角《はっかく》
占地《しめじ》　石持《いしもち》
松茸
柿

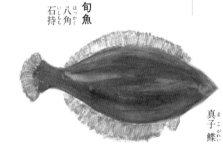

真子鰈《まこがれい》

後の二十四節気にふさわしい時候といえるでしょう。

暦に学ぶ

感謝して味わう新米

品種にもよりますが、9月下旬からこの頃に、稲刈りが最盛期を迎える地方が多いようです。

その年初めて新米をいただく前には、私事として、自然や神様へ感謝の気持ちを表してはいかがでしょう。ツヤ、甘みとともに格別な新米の味わいが、ひとしおに感じられるはずです。

寒露、霜降の歳時記、風物詩

秋の実りの季節。全国各地で1年の収穫を祝う祭りや神事が行われます。おだやかな気候のなか、さまざまなイベントも催されます。

御九日《おくにち》

10月中旬頃（旧暦9月9日）

旧暦9月9日・重陽の節供に、その年の収穫を祝って行われる氏神の秋祭りです。赤飯を炊き、甘酒を飲み、土地によっては茄子《なす》を食べる風習もあるとか。

長崎《ながさき》くんち

10月7日〜9日

長崎・諏訪《すわ》神社の秋の祭りです（旧暦の月遅れの行事）。神社本社での遷座式《せんざしき》の後、町内の神輿《みこし》を奉安《ほうあん》し、氏子が傘《かさ》鉾《ほこ》を先頭に龍《じゃ》踊りなどの奉納踊りを披露します。長崎らしい異国情緒も感じられます。

亥《い》の子《こ》祭《まつ》り

旧暦10月亥の日亥の刻
（現在は11月に行う地方が多い）

西日本各地の農村部で広く行われていた無病息災《むびょうそくさい》、子孫《しそん》繁栄《はんえい》を祈る年中行事です。

猪《いのしし》の多産にあやかり、亥《い》の刻《こく》（午後9時〜11時）に新穀でついた亥の子餅を食べ、子どもたちが家々の庭先を石やワラ束でついて回ります。

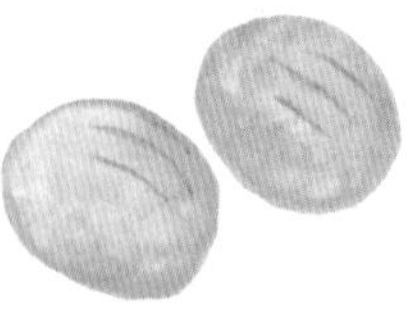

＊ここで紹介している行事などの日付けは、新暦です。

鹿《しか》の角切《つのき》り

10月上・中旬の日曜・祝日

牡鹿《おじか》の角で被害を受けないよう、江戸時代から奈良の春日《かすが》大社《たいしゃ》で行われてきた行事です。

神官役が「神の使い」とされてきた鹿の角を切り落とし、神前に供えます。

神嘗祭《かんなめのまつり》

10月15日〜

三重・伊勢神宮《いせじんぐう》で、その年の初穂を天照大神《あまてらすおおみかみ》に奉納し、翌年の豊作を祈願する儀式です。

神嘗は「神の饗《あえ》」が変化したといわれ、古事記に由来する収穫祭です。

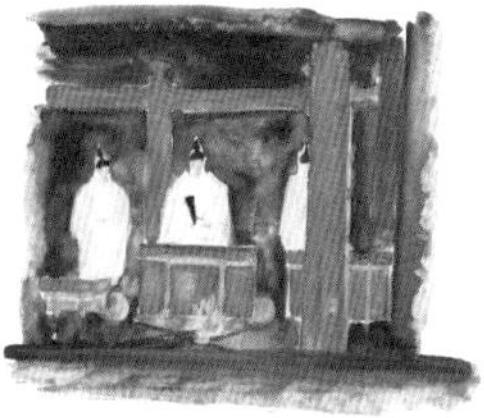

恵比寿講《えびすこう》

10月20日

（現在は11月に行う地方が多い）

出雲《いずも》に神が集まる神無月（旧暦10月）に、留守をする恵比寿様に1年の無事を感謝します。五穀豊穣や大漁、商売繁盛も祈願され、恵比寿神社では市が立ち、福笹や熊手も売られます。

時代祭《じだいまつり》

10月22日

京都三大祭りのひとつ。京《きょう》都御所《ごしょ》から平安神宮《へいあんじんぐう》までの4・5キロを、平安遷都から明治維新期までの華やかな装束を身にまとった人々が行列します。

七十二候

立冬初候（新暦11月7日～11日）

山茶始開《つばきはじめてひらく》

ツバキ科の山茶花《さざんか》の花が咲きはじめる時期。時雨が冷たく降る頃でもあります。

立冬次候（12日～16日）

地始凍《ちはじめてこおる》

陽気がだんだん消え失せていき、大

二十四節気

旧暦10月節気（新暦11月7日頃）

立冬《りっとう》

冬のはじまりの時候

立冬は冬に入る最初の二十四節気です。北国の山で初冠雪《はつかんせつ》を記録するなど、冬の知らせも聞こえてくる時期です。冷たい時雨《しぐれ》や冬の季節風も吹きはじめます。

日暮れの早さが目立ち、陽光もどこか頼りなく心細さを感じます。暖房器具や冬物の洋服を

地も凍りはじめる時候をさしています。

立冬末候（17日～21日）

金盞香《きんせんかさく》

冬の気配がさらに強くなり、水仙の花も咲きだす時候です。

用意するなど、冬支度へ気持ちが向かう時候なのでしょう。

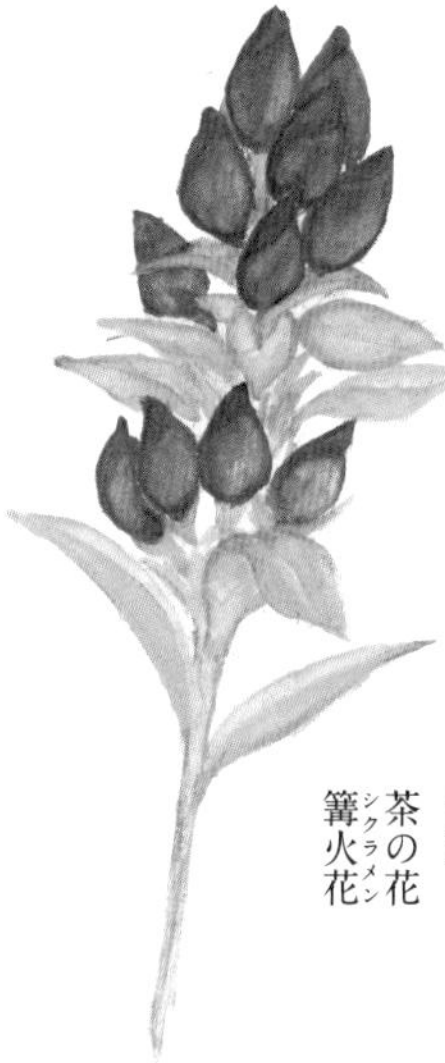

時候の花

竜胆《りんどう》
茶の花
篝火花《シクラメン》

七十二候

小雪初候（新暦11月22日〜26日）

虹蔵不見《にじかくれてみえず》

空に陽気もなくなり、虹も見かけなくなる時候をいいます。

小雪次候（27日〜12月1日）

朔風払葉《きたかぜこのはをはらう》

北風が木の葉を払う頃です。木枯らしの時節でもあります。

二十四節気

旧暦10月中気（新暦11月22日頃）

小雪《しょうせつ》

北風が冷たい季節

「寒さもまだ厳しくはなく、雪まだ大ならず」が「小雪」の意味するところです。

雪国では雪が降りはじめ、街では木枯らしが木の葉を払い、冬の到来を間近に感じさせます。

師走《しわす》も目の前に迫り、人々が冬のコートを準備する時期。魚では鮟鱇《あんこう》や鮃《ひらめ》、野菜では蕪《かぶ》や春菊など、冬の食材が走りとなる頃です。

小雪末候（2日～6日）

橘始黄《たちばなはじめてきばむ》

冬の気配に、橘の葉がようやく黄葉しはじめる時期。

旬菜・旬魚

牛蒡《ごぼう》　河豚《ふぐ》
大和芋《やまといも》　鮭《さけ》
落花生《らっかせい》　鯖《さば》

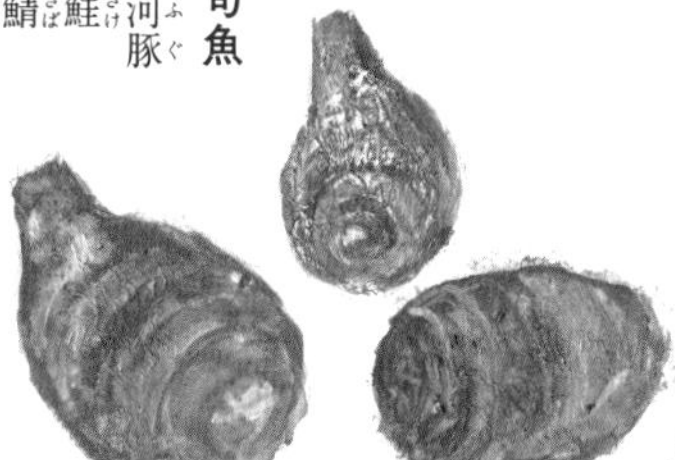

里芋《さといも》

暦に学ぶ

冬支度の頃

昔は、旧暦10月1日に冬物へ衣更えをしていました。さらに旧暦10月の亥《い》の日には、冬に備えて「こたつ開き」をしました。十二支《じゅうにし》（→185頁）の亥には、水の気が配されています。

10月は亥の月にあたり、その亥の日にこたつを出すことで、水が火の不始末を防ぐとされました。旧暦10月は冬支度の頃合いだったようです。

立冬、小雪の歳時記、風物詩

深まる秋とともに、冬の気配も感じはじめる頃です。東京・鷲《おおとり》神社の酉《とり》の市など、初冬を告げる行事もはじまります。

文化《ぶんか》の日《ひ》

11月3日

昭和21（1946）年のこの日、新憲法が公布されたことを記念して制定された国民の祝日です。皇居では文化勲章の授与式が行われます。

全国的に晴天の多い特異日としても有名です。

鞴《ふいご》祭《まつ》り

11月、12月に行う場合が多い（旧暦11月8日）

鍛冶屋《かじや》や鋳物師《いもじ》など、火を起こす道具、鞴を使って仕事をする家で稲荷神などを祀り、鞴を清めて祝います。供えたみかんが風邪を治すとか。

酉《とり》の市《いち》

11月酉の日

東京浅草《あさくさ》の鷲《おおとり》（大鳥）神社や新宿の花園《はなぞの》神社などの境内で、開運や商売繁盛を願う熊手などを売る市《いち》が立ちます。一の酉からはじまり、三の酉まである年は火事が多いとされました。東京の初冬の風物詩です。

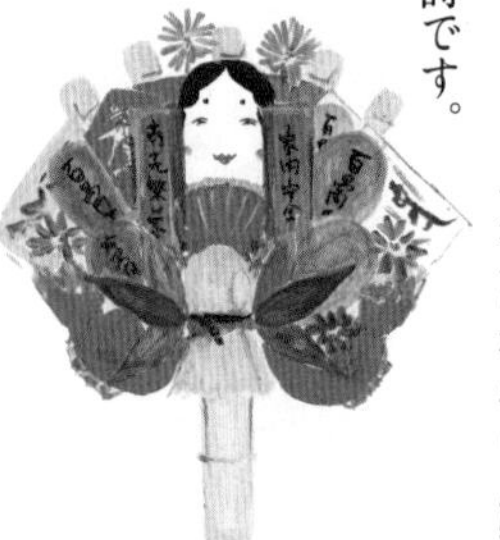

＊ここで紹介している行事などの日付けは、新暦です。

暦に学ぶ

酉の市の縁起物

酉の市で売られる熊手には「福をかき込む」「福をとり（酉）込む」の意味があります。また、市で売られている切山《きりざん》椒《しょう》を食べると、風邪をひかないとされています。

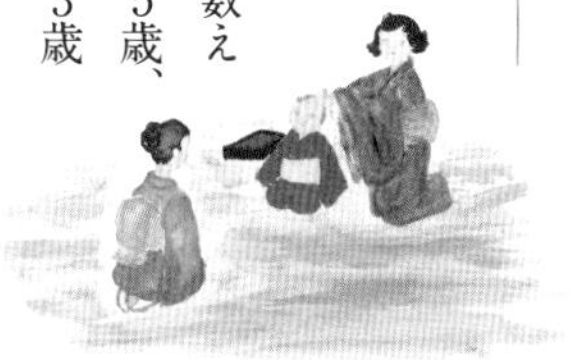

七五三《しちごさん》

11月15日

男の子は数え年で3歳と5歳、女の子では3歳と7歳に、無事な成長を喜び、晴れ着を着せて神社（産土神《うぶすながみ》や氏神《うじがみ》）や寺院をお参りします。秋から冬へ、季節の変わり目を告げる風習です。

勤労感謝《きんろうかんしゃ》の日《ひ》

11月23日

勤労や生産を国民が互いに感謝しあう日です。以前は五穀の収穫を祝う「新嘗祭《にいなめさい》」とよばれていたことから、現在でも農業関係者には大切な日となっているようです。

暦に学ぶ

七五三の由来

かつては男女ともに、生まれた子どもの髪を剃る習慣がありました。

そして、3歳になって髪を伸ばしはじめる節目に行われたのが「髪《かみ》置《お》き」です。

また、男の子の5歳の「袴《はかま》着《ぎ》」、女の子が7歳で大人と同じ幅の帯を締めはじめる「帯《おび》解《と》き」など、こうした節目のお祝いが合わさり、七五三の行事になったといわれます。

七十二候

大雪初候（新暦12月7日～11日）

閉塞成冬《そらさむくふゆとなる》

天地の気が塞《ふさ》がって、真冬の季節となる時期です。

大雪次候（12日～15日）

熊蟄穴《くまあなにこもる》

熊が冬眠をするために、自分の穴に

二十四節気

旧暦11月節気（新暦12月7日頃）

大雪《たいせつ》

冬の足音が聞こえる

「すでに山の峰が積雪に覆われている季節」の意から「大雪」とされています。

街にも冷たい北風が吹き、本格的な冬の到来を感じさせる頃です。年によっては日本海側が大雪に見舞われることも。

冬の旬魚、鰤《ぶり》や鰰《はたはた》の漁が盛んになる時期でも

隠れる時候をいいます。

大雪末候（16日～21日）

鱖魚群《さけのうおむらがる》

鮭が群がり、河川をさかのぼっていく時候をさします。

あります。師走のせわしさが日に日に増してきます。

時候の花

水仙
山茶花《さざんか》
椿

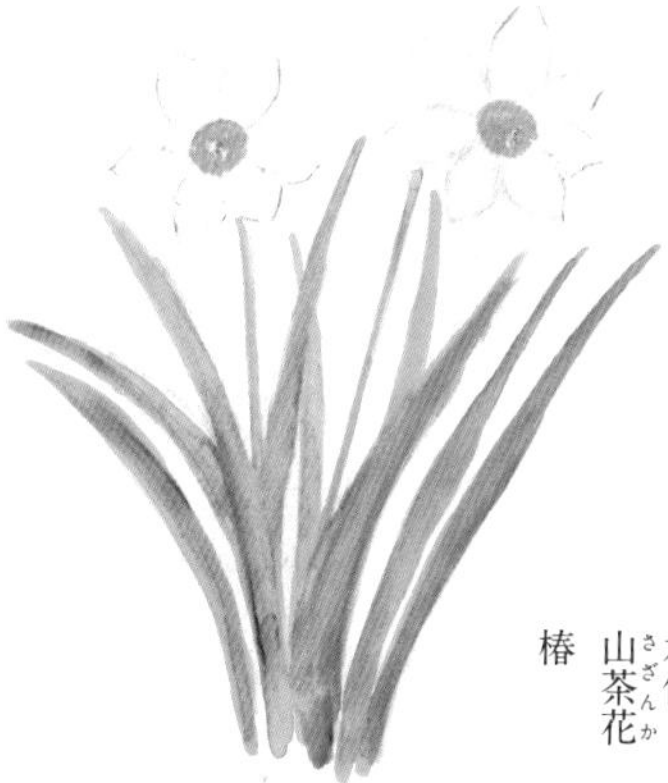

七十二候

冬至初候（新暦12月22日〜26日）

乃東生《なつかれくさしょうず》

乃東は夏枯草《なつかれくさ》のこと。草木が枯れ果てた中で、この草だけが芽を出しはじめます。

冬至次候（27日〜31日）

麋角解《さわしかのつのおつる》

麋とは大型の鹿のこと。大鹿も、そ

二十四節気

旧暦11月中気（新暦12月22日頃）

冬至《とうじ》

寒さが本格的になる時候

昼が1年で最も短くなる日で、冬の季節の中間点です。

昔からこの日は祝いの日とされ、現在でも柚子湯に入ったり、小豆粥《あずきがゆ》や南瓜《かぼちゃ》を食したりする風習が残っています。

寒さが本格的となり、冬の本番となっていく

の角を落とす時候をさしています。

雪下出麦《ゆきわたりてむぎのびる》

冬至末候（1月1日～4日）

大地が雪に覆われていても、その下では麦が芽を出しはじめる時候です。

旬菜・旬魚

水菜　鰤《ぶり》
長芋　鰆《さわら》
鰰《はたはた》

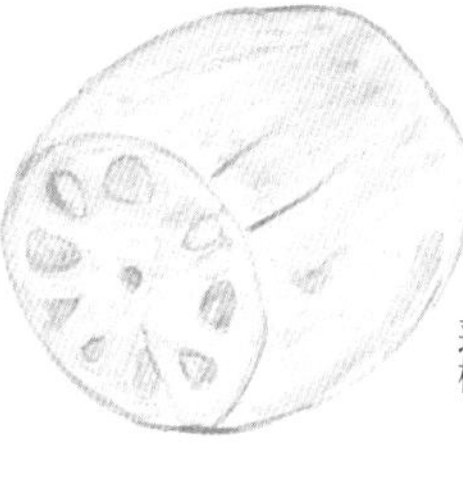

蓮根

時期です。年も押し詰まり、年末年始の行事も待ち構えています。

暦に学ぶ

冬至の風習で健康促進

冬至の風習には、本格的な冬の寒さに備えて体調を整える知恵が隠されています。

たとえば柚子《ゆず》湯には、血行を促進してからだを温める効果が。南瓜《かぼちゃ》を食べる風習は、粘膜保護と抵抗力の高まりで風邪予防に。蓮根、人参、大根、南京《なんきん》など、名前に「ん」のつく食材を食べる風習は、「運がつく」の験《げん》かつぎと、ビタミンが豊富な根菜類で風邪を予防する意味もあります。

大雪、冬至の歳時記、風物詩

年の瀬も押し詰まり、1年の最後を締めくくる行事が増えてきます。同時に新年の準備となる催しや市がにぎわいを見せます。

煤払《すすはら》い
12月13日（旧暦12月13日）

年末・新年を迎えるに際して、家の内外を大掃除します。

もともとは歳神《としがみ》様を祀《まつ》る準備の宗教行事でした。

この日、江戸時代には城中から町家まで、一斉に掃除をする習わしだったとか。

赤穂義士祭《あこうぎしさい》
12月14日（旧暦12月14日）

お芝居などですっかり有名な、赤穂《あこう》浪士の討ち入りの日です。浪士ゆかりの東京・高輪《たかなわ》の泉岳寺《せんがくじ》、兵庫・赤穂市の大石《おおいし》神社などでは法会《ほうえ》が行われ、多くの参拝者が訪れます。

羽子板市《はごいたいち》
12月17日〜19日頃（旧暦12月17日〜19日）

東京・台東区の浅草寺、京都・新京極の羽子板市が有名で、大きい羽子板が売れると、威勢のいい手締めも行われ、年末の風物詩となっています。

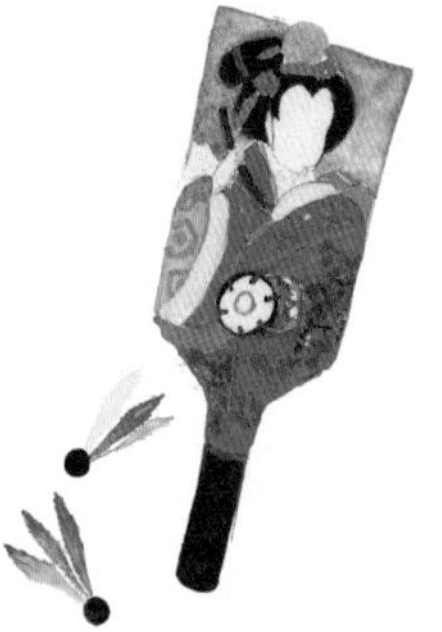

クリスマス
12月25日

イエス・キリストの降誕（誕生）を祝う日です。

日本では明治時代から普及し、クリスマスケーキを食べたり、贈り物をしたり、24日のイブ（前夜祭）にはイベントを開く習慣が広まりました。

餅搗《もちつ》き
12月下旬

師走が押し迫ると、かつては家々で正月用の餅をつきました。

餅は「望」を意味し、家族の幸せや希望がかなうよう、歳神様や仏壇にお供えします。

なまはげ
12月31日

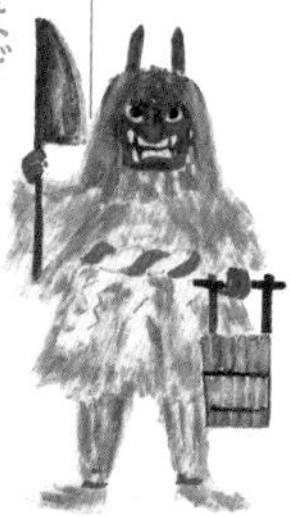

片手に包丁、片手に手桶などを持ち、鬼に仮装した者たちが奇声を上げながら家々を訪ねます。

「怠け者はいねが。泣く子はいねが」と悪事を諌《いさ》める、秋田県男鹿《おが》半島などに伝わる奇習です。

除夜《じょや》
12月31日

12月31日の夜、1年の最後の夜のことです。

大晦日《おおみそか》の夜は正月の準備を終えて年越しそばを食べ、各寺院で撞《つ》かれる除夜の鐘（百八つの人間の煩悩《ぼんのう》の数）の音を聴きながら年を越します。

七十二候

小寒初候（新暦1月5日〜9日）

芹乃栄《せりすなわちさかう》

空気が冷えて澄みきるようになり、芹がよく生育する時候をいいます。

小寒次候（10日〜14日）

水泉動《しみずあたたかをふくむ》

地中では、凍った泉が動きはじめる

二十四節気

旧暦12月節気（新暦1月5日頃）

小寒《しょうかん》

この日から節分までが寒の内

小寒は「寒気がまだ最大までいかない」という意味ですが、すでに冬の真っただ中で、寒さもかなり厳しい時期です。

大寒の頃よりも、むしろ小寒の頃に寒さが厳しい年もあるようです。

この日からが「寒の入り」で、節分までの約

時候をさします。

小寒末候（15日～19日）

雉始雊《きじはじめてなく》

オスの雉が鳴きはじめる時候。

30日間を「寒《かん》の内《うち》」とよび、最も寒さが身にしみる頃となります。

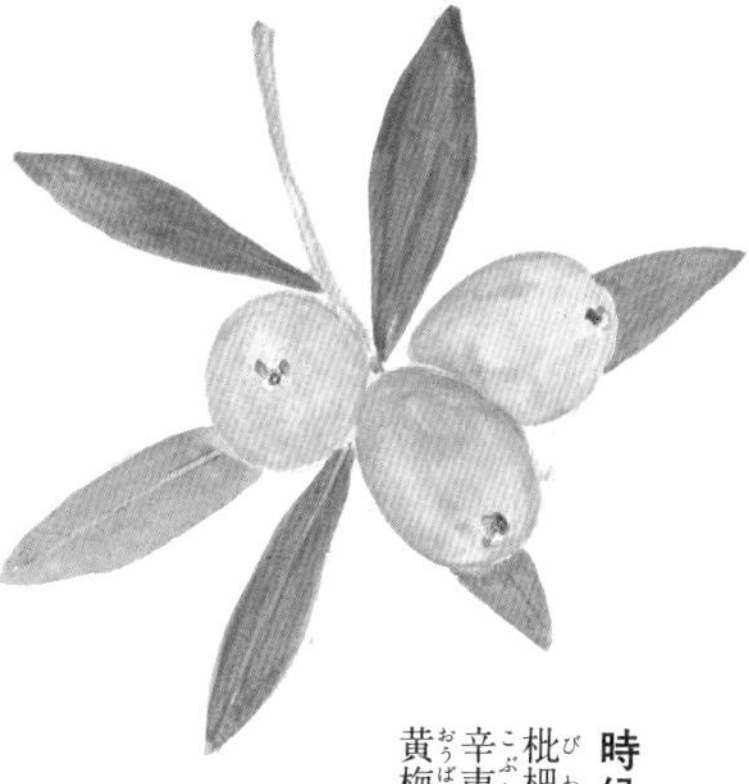

時候の花

枇杷《びわ》

辛夷《こぶし》

黄梅《おうばい》

七十二候

大寒初候（新暦1月20日～24日）

欵冬華《ふきのはなさく》

寒さが厳しい中にも、蕗《ふき》の薹《とう》がつぼみを出す時候をいいます。

大寒次候（25日～29日）

水沢腹堅《さわみずこおりつめる》

沢に、水が厚く張りつめる時候をいいます。

二十四節気

旧暦12月中気（新暦1月20日頃）

大寒《だいかん》

最も寒気が厳しい時候

江戸時代の暦では、大寒の時期を「冷ゆることの至りて甚《はなは》だしきときなればなり」と説明し、寒気が極まる様子がわかります。

寒気で引き締まっているため、「寒の内」の水は腐らないとされていました。そこで昔から味噌や醤油、酒造りなどに利用されてきたようです。

大寒末候（30日～2月3日）

鶏始乳《にわとりはじめてとやにつく》

春の気を感じて、鶏が卵を産みはじめる頃。交尾をしはじめる時候ともいわれます。

旬菜・旬魚

大根　鯥《むつ》
小松菜　鱈《たら》
菠薐草《ほうれんそう》　蜆《しじみ》
白菜

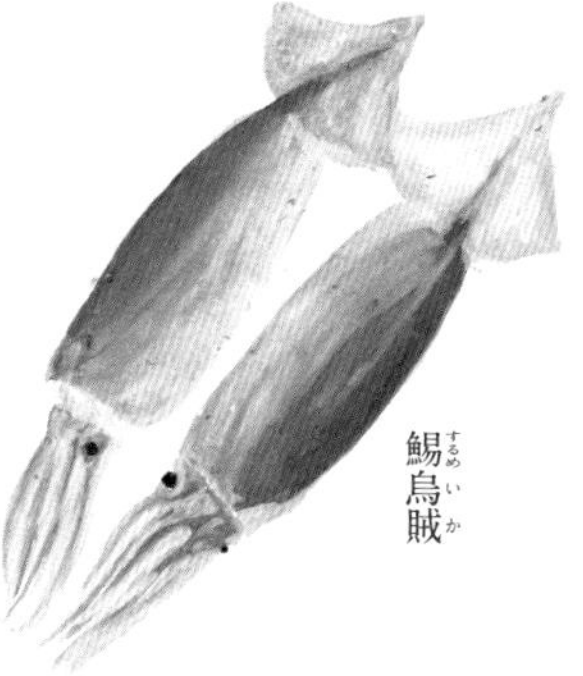

鯣烏賊《するめいか》

す。これが「寒仕込み」といわれるものです。

暦に学ぶ

豊作を占う「寒九の雨」

小寒（寒の入り）から9日目の天気は、昔の農家にとって大きな関心事でした。

というのも、この日に雨が降れば、その年は豊作になるとされていたからです。縁起のよいこの雨は「寒九《かんく》の雨」とよばれ、喜ばれました。

さらに小寒から4日目を「寒四《かんし》郎《ろう》」とよび、この日が晴れると豊年になると信じられていたようです（→193頁）。

小寒、大寒の歳時記、風物詩

年のはじまりを祝うお正月の行事を中心に、伝統的な風習やしきたりが晴れやかなムードの中で行われます。

初詣《はつもうで》

1月1日

新しい年が明けて初めて神社やお寺に詣で、1年の平安や無病息災をお祈りするならわしです。土地神様（鎮守《ちんじゅ》様、氏神《うじがみ》様）などをお参りします。

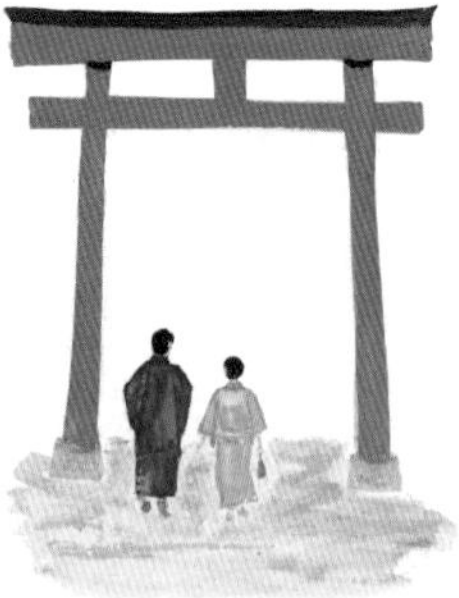

若水《わかみず》

1月1日

元日《がんじつ》の早朝（元旦《がんたん》）に、井戸水を汲み上げ、神様や神棚にお供えすること。

縁起のよい若水で煮炊きした料理やお茶をいただくと、邪気を除くことができると伝えられています。

初夢《はつゆめ》

1月1日

一般的には元日から2日の夜にかけて見る夢で、その年の吉凶を占います。

宝船《たからぶね》の絵を枕の下に敷いて寝るとよい夢が見られるという言い伝えがあり、「一・

＊ここで紹介している行事などの日付けは、新暦です。

富士、二・鷹《たか》、三・茄《なすび》」は、とくにめでたい夢として知られています。

書《か》き初《ぞ》め

1月2日

新年が明けて初めて、筆で書画をしたためる日です。もとは宮中の行事でしたが、江戸時代に庶民の間に広まりました。

書き初めは小正月《こしょうがつ》の「左義《さぎ》長《ちょう》」で燃やし、炎が高く上がれば書が上達するという言い伝えがあります。

鏡開《かがみびら》き

1月11日

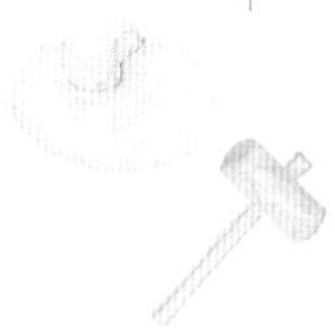

正月に供えた鏡餅をいただく儀式です。

縁起をかつぐため刃物で「切る」のではなく、木槌《きづち》などで叩いて「開き」、お雑煮《ぞうに》やお汁粉《しるこ》に入れていただきます。

左義長《さぎちょう》

1月14日〜15日

小正月に行われる火祭りで、竹などで櫓《ろ》を組み、人々が持ち寄った正月飾りや書き初めとともに燃やします。

餅や団子を木の枝に吊るした「餅花《もちばな》」（繭玉《まゆだま》）を焼く地域もあります。

小正月《こしょうがつ》

1月15日

1月1日の「大正月」に対し、15日は「小正月」とよばれ、地域ごとに1年の幸せを願うさまざまな行事が行われます。

正月《しょうがつ》

新しい年の神様を迎える日

正月とは1年の最初の月のこと。年があらたまり、新たな年の神さま（年神さま）を家に迎えるという意味がありました。

松飾りや注連縄《しめなわ》、お神酒《みき》を供えるなど、正月のしきたりには、この年神さまへの畏敬《いけい》と願いの気持ちが込められています。これから1年を健康に、そして家内の繁栄や長寿、五穀豊穣《ごこくほうじょう》を祈ります。

また、新しい年にあたって身を清め、邪気を祓《はら》う意味も、正月の風習にあるようです。

正月のしきたり

門松と注連縄

正月飾りの門松と注連縄は、年神様の落ち着く場所をつくる、という意味があるそうです。

門松の松は繁殖力が強いため、たくましく繁栄する願いが込められたとも。おおよそ関東では1月7日まで飾り、関西では15日まで飾る地域もあるそう。

稲などのワラでつくる注連縄は、年神様の縄張りを表すとともに、禍《わざわい》を祓う意味もあるといわれています。

鏡餅

鏡餅は年神様とご先祖にお供えするものです。餅の上に飾る橙《だいだい》は、家の代々の繁栄を願う意味が。裏白は潔白な心を表しています。

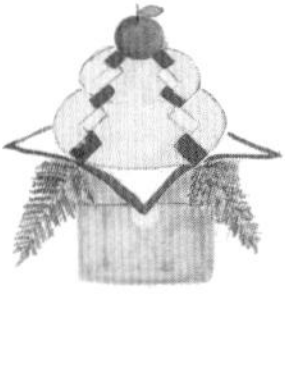

鏡餅を飾るときは、12月29

日と31日を避ける風習があります。29日は9が「苦」に重なるため。31日に飾ることは「一夜飾り」とよばれ、神様を迎える前日の用意では誠意に欠けるとも、葬儀の一夜飾りを連想させるからともいわれます。

お雑煮、おせち料理

正月の料理といえば、おせち料理とお雑煮を連想する方が多いのでは。どちらも神様にお供えしたものを、後にみんなで分けていただく、という意味があります。いわば、神様からの「おすそ分け」です。

おせちの「せち」は「節」。季節の節目などに、神様へ料理を捧げたのがはじまりとされます。

お雑煮は直会《なおらい》とよばれ、古くから神様のお供えを下げていただく食事、という意味がありました。

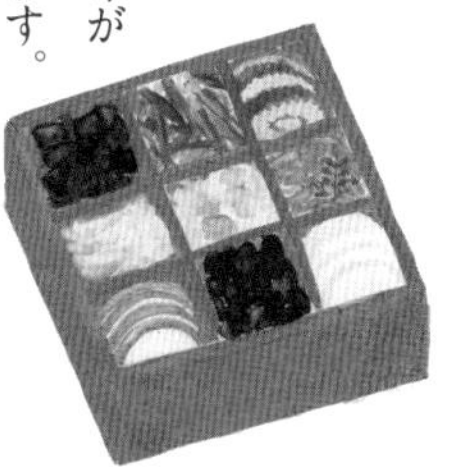

暦に学ぶ

初日の出がよろこばれた理由

初日の出は、新年最初の夜明けを迎えることで、厳かな気分で1年をはじめられます。

旧暦の時代には初詣よりも、むしろこの初日の出をよろこぶ向きがあったとか。

旧暦では大晦日《おおみそか》は新月の前日、つまり必ず闇夜です。暗い夜が旧年とともに明け、茜さす日の出が明るく輝く様子が、とくにありがたく感じられたからでしょう。

column

季節感のずれた行事があるワケ

寒い中の正月!? 桃の咲かない雛《ひな》祭《まつ》り!?

季節のずれは改暦からはじまった

日本人にとって五節供《ごせっく》や年中行事は、季節を知る目安のひとつでした。

しかし、明治時代に新暦が導入されると、「行事の旧暦の日付けを、そのまま新暦で採用するよう」に定められました。

それでは季節感が合わない、と不満を感じた人たちが工夫した結果、以下の3つの基準ができました。

①旧暦の日付けを尊重する行事

②季節に合わせるため、旧暦の日付けを1カ月遅れにした行事

③旧暦の日付けをそのまま新暦に移した行事

この中で私たちの季節感を混乱させるのが「③旧暦の日付けをそのまま新暦に移した行事」です。

五節供やお正月、七五三などの生活行事のほか、関東などの盂蘭盆会《うらぼんえ》や義士祭《ぎしさい》など全国の祭りや年中行事などが、本来の季節感とはかけ離れた時期に行われています。

①旧暦の日付けを尊重する行事

この基準で代表的なのは中秋《ちゅうしゅう》の名月《めいげつ》でしょう。日付けと月齢（月の形）が決まっている旧暦と異なり、新暦の8月15日が満月になるのは、何十年かに一度です。

十三夜も旧暦のまま行われるので、名月を眺められるのはまれです。

太陽の運行と月の運行、新旧暦では基準にするシステムが違うのですから、旧暦の日付けをそのまま新暦に移行するのは、はじめから無理があります。

②季節に合わせるため、旧暦の日付けを1カ月遅れにした行事

庶民の生活の知恵から生まれた基準です。

新暦の日付けが旧暦よりも約1カ月早いことから、単純に旧暦の日付けを1カ月遅らせて季節感を守ろうとしました。旧暦の盆や、各地の夏祭りや秋祭りなどで採用しています。

ただし、七夕《たなばた》の行事を1カ月遅れにしても、月の形が本来の半月（上弦）になることは30年に一度しかありません。

◇奈良《なら》・東大寺《とうだいじ》の修二会《しゅにえ》…旧暦2月1日～14日→3月1日～14日（二月堂があっても二月堂で行われる）

◇葵祭《あおいまつり》…旧暦4月中の酉《とり》の日→5月15日

◇富士山山開き…旧暦6月1日→7月1日

◇盂蘭盆会《うらぼんえ》…旧暦7月15日→8月15日

◇歌舞伎顔見世《かぶきかおみせ》…旧暦11月1日→12月1日前後

③旧暦の日付けをそのまま新暦に移した行事

この基準が、季節感や旬を勘違いさせる原因です。旧暦と新暦では同じ日付けでも、およそ1カ月前後のずれが生じるため、まったく季節感が違います。

たとえば新暦の正月は最も寒い時期ですが、年賀状や新年の挨拶では、「迎春」「新春」「賀春」など、春の到来を喜ぶ字句が並びます。

毎年のことで慣れもありますが、どこか不自然な思いにとらわれる人は少なくないでしょう。

旧暦の正月は新暦では1月下旬から2月上旬にきます。この頃になれば、名のみとはいえ、春の兆しが感じられるもの。ですから春を寿ぐ言葉も自然な感覚で使えます。しきたりや行事なども、新春のすがすがしい気分で行えます。

◇正月…1月1日
◇五節供（→112頁～）
◇初午《はつうま》…2月最初の午の日
◇灌仏会《かんぶつえ》（花祭り）…4月8日
◇七五三《しちごさん》…11月15日

暦に学ぶ

花の咲く順番も勘違い!?

旧暦では2月中旬前後に桜が咲き、3月3日前後は桃が2分咲きほどでほのかに香るとき。まさに桃の節供（雛祭《ひなまつ》り）の名にふさわしい頃です。

ところが現在は桜の季節の前に桃の節供がくるので、梅、桃、桜の順で花が咲くと勘違いされることも多いようです。

第2章

暦で知る季節のうつろい

暦が伝える節目の日、古人の教え

季節を彩る五節供は年中行事を行う節目の日

五節供《ごせっく》とは1月7日の人日、3月3日の上巳（桃の節供）、5月5日の端午《たんご》（男子の節供）、7月7日の七夕《しちせき》、9月9日の重陽《ちょうよう》をさします。

江戸時代までは年中行事を行う日のなかでも、とくに大切な「節日」となっていました。武家から庶民にいたるまで、特別な節目の日として迎えたようです。農民たちの間には、この日に仕事を休む習慣もあったとか。

五節供の制度そのものは明治6年に廃止されましたが、今でも桃の節供や端午の節供、正月7日の七草粥《ななくさがゆ》、夏の七夕《たなばた》といった形で暮らしの中に残っています。

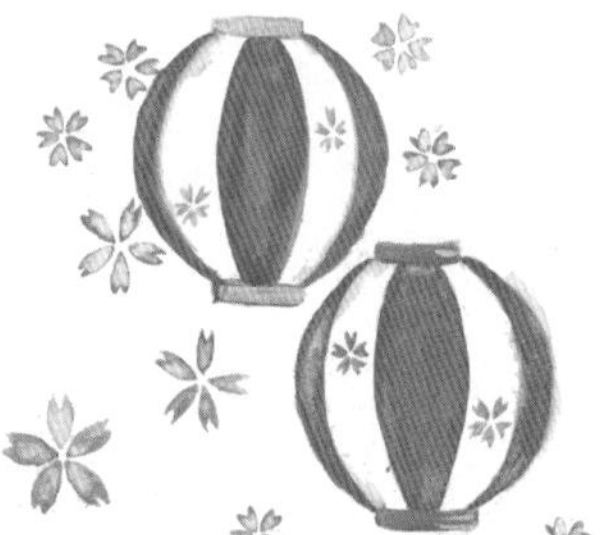

また、旧暦では五節供の頃が季節の変わり目にもあたります。体調を崩しやすい時候でもあり、心身や日常生活を一度リセットして、新たな季節へのスタートとする意味合いもあったようです。

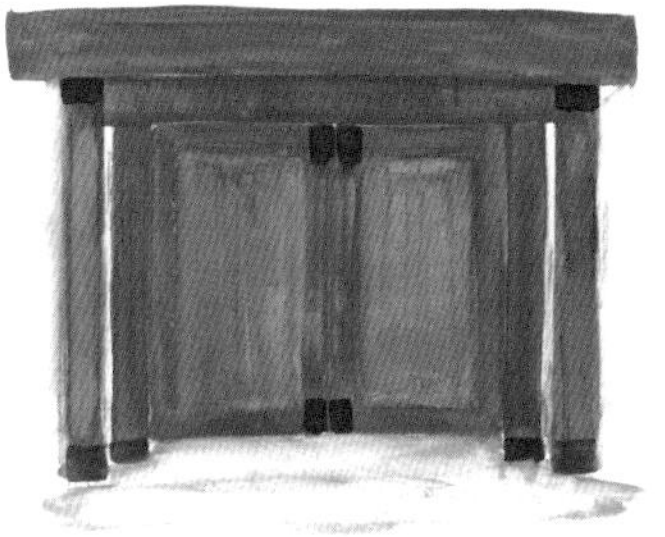

二十四節気や五節供のすき間を埋める雑節

雑節とは節分《せつぶん》、彼岸《ひがん》、社日《しゃにち》、八十八夜《はちじゅうはちや》、入梅《にゅうばい》、半夏生《はんげしょう》、土用《どよう》、二百十日《にひゃくとおか》、二百二十日《にひゃくはつか》をさします。

これに初午《はつうま》(→34頁)、中元《ちゅうげん》、盂蘭盆会《うらぼんえ》(→66頁)、大祓《おおはらえ》(→59頁)を入れる場合もありますが、ここではじめの9つの雑節を紹介します。

いずれも日本人の生活体験から生まれたもので、古人の教えや知恵が、ことわざとなって伝えられているものもあります(→124頁)。

農作業の目安となる日が多いことからも、暮らしの身近にあった暦日だったことがわかります。

また、二十四節気《にじゅうしせっき》(→24頁)や五節供が示す季節の推移のすき間を、細やかに補う役割ももっています。

そのため立春《りっしゅん》など、二十四節気のある日を起算点にして、そこから何日目にあたる日、と日取りをするものがほとんどです。

五節供《ごせっく》

うつろう季節に節目をつける日

今では節供といえば「桃の節供」や「端午《たんご》の節供」など、子どもの健やかな成長を願う年間行事として広く知られています。

しかし、同じ五節供でも「重陽《ちょうよう》」などは、雛祭《ひなまつ》りのような親しまれた風習がないためか、今ではなじみが薄いかもしれません。

もともとは中国で、暦の中で奇数が重なって偶数になることを避けるため、邪気を祓《はら》う行事をしたことが五節供のはじまりなど、諸説伝わっています。

「節」とは、季節の変わり目のことで、中国の暦法で定められた言葉です。

日本でも季節の変わり目に合わせ、大切な式日を執り行ったり、その時期ならではの風習やしきたりが行われてきました。

季節感がずれた不思議な五節供!?

現在は旧暦時代の日付けをそのまま新暦に移して五節供を行うので、当時とはまるで季節感がずれてしまっています。

七草がまだ野に生えていない頃の人日や、桃の花がまだ咲いていない時期に行う上巳(桃の節供)などです。

次頁の表を見ていただくと、いかにそのずれが大きいかがわかります。

下の表は、五節供を各年の旧暦にあてはめ、さらに新暦の日付けに換算したものです。

これを見ると、各節供が現在の新暦で行っている日付けよりも、約1カ月以上もずれていることがわかります。

また、年によって、そのずれ方がかなり違ってくることもわかります。

旧暦の日付けで楽しめば雰囲気の違うものに

せっかくの季節の行事。旧暦の日付けで、正しい季節感を味わいながら行いたいものです。

そこでおすすめしたいのが、新暦と旧暦、1年に2回の節供を楽しむこと。

実際に体験してみると、その時期の気候や自然の様子によって、まるで風景の違う行事になるでしょう。

旧暦の五節供が、感覚としてしっくりくることもわかるのでは。

イベントやお楽しみが増えることで、子どもたちにも喜んでもらえそうです。

五節供の本来の時期

	人日（七草）旧暦1月7日	上巳（桃の節供）旧暦3月3日	端午（男子の節供）旧暦5月5日	七夕（星祭り）旧暦7月7日	重陽（菊の節供）旧暦9月9日
2020年	1月31日	3月26日	6月25日	8月25日	10月25日
2021年	2月18日	4月14日	6月14日	8月14日	10月14日
2022年	2月7日	4月3日	6月3日	8月4日	10月4日
2023年	1月28日	4月22日	6月22日	8月22日	10月23日
2024年	2月16日	4月11日	6月10日	8月10日	10月11日
2025年	2月4日	3月31日	5月31日	8月29日	10月29日

人日《じんじつ》　1月7日

江戸時代は幕府の公式行事

　古代中国では正月1日を「鶏の日」、2日を「犬の日」、3日を「猪の日」、4日を「牛の日」、5日を「羊の日」、6日を「馬の日」、7日を「人の日」とする風習がありました。

　そしてそれぞれの日には占いをして、その動物を大切にしたとか。ここから人の日が「人日」となったといわれています。

　江戸時代には幕府の公式行事となり、武家では重要な祝日とされてきました。

　この日には将軍をはじめ、一般の人たちも七草粥《ななくさがゆ》（七種の粥）を食べて、祝ったそうです。

　現在では「人日」という節供の名称よりも、正月行事の一環としての「七草」、もしくは七草粥をいただく日、としてのほうが、親しまれているかもしれません。

人日の歳時記

七草粥

　日本では古くから、年の初めに若菜を摘《つ》む「若菜摘み」の風習がありました。これが人日に七種の植物が入った七種粥を食す風習と結びつき、現在のように七草粥を食べることになったようです。

　七草とは芹《せり》、薺《なずな》、御形《ごぎょう》、繁縷《はこべら》、仏《ほとけ》の座《ざ》、菘《すずな》（蕪《かぶ》）、蘿蔔《すずしろ》（大根）をさします。

　新暦の1月7日では、天然の七草を見つけることはできませんが、旧暦の7日なら新暦の2月中旬前後。

かつて暦の基準となった京都周辺の野には、七草が見られたでしょう。

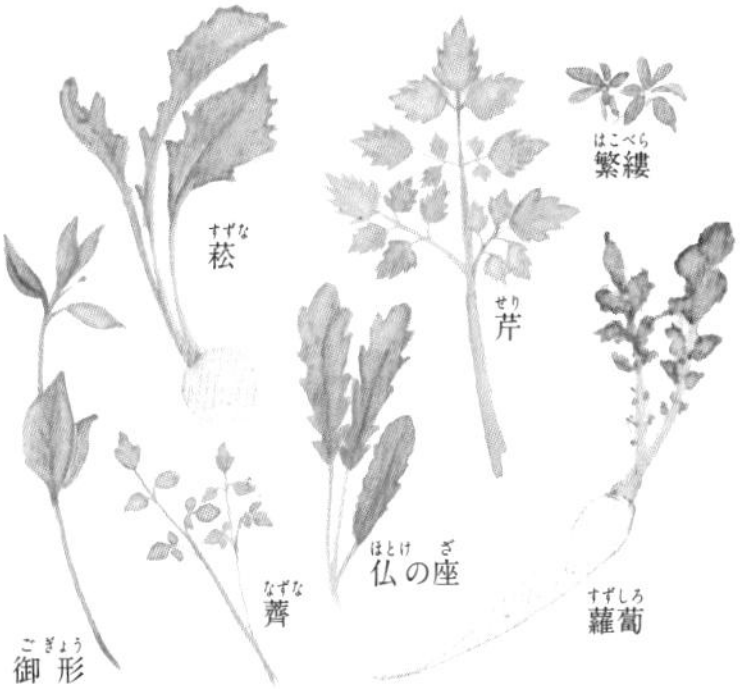

七草粥の効能

6日に摘んだ七草を7日の朝に粥にして食べれば、邪気が祓《はら》われ、無病息災で1年間を過ごせるとされました。

お正月のご馳走で疲れた胃腸をいたわり、ビタミンを補う意味もあるのです。

人日のならわし

小松引き

人日には、野に根づいた小松を引き抜く風習がありました。おめでたい松の生命力にあやかり、長寿を願ったそうです。

若菜摘みのならわしとともに、古人たちが初春の野に出かけ、待ち望んだ季節を喜ぶ姿が浮かんでくるようです。

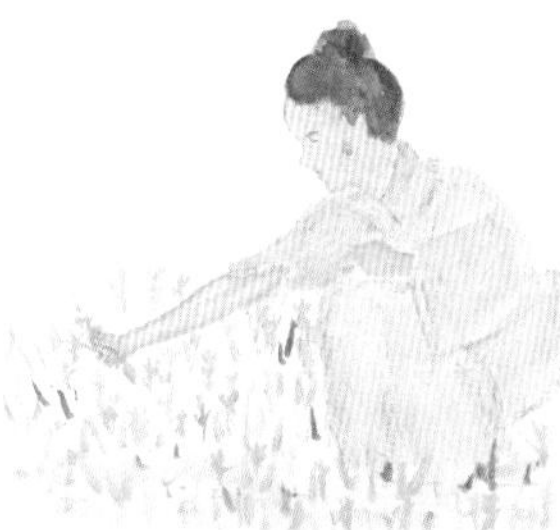

上巳《じょうし》（桃の節供）　3月3日

女の子の健やかな成長を願う日

上巳は、女の子の健やかな成長を願う節供です。年中行事として定着した雛祭《ひなまつ》りとして、よく知られています。

古代の中国では、3月3日に川で身を清め、不浄を祓う習慣がありました。こうした風習が日本へも伝わり、平安時代には人形《ひとがた》を川や海に流して不浄を祓うようになりました。これが現在も日本各地に残る、流し雛のルーツといわれています。

江戸時代の中頃からは、女の子の誕生を祝って初節供に雛人形を飾るようになり、庶民の間にも雛祭りが広がりました。

上巳は桃の節供ともいわれます。これは、旧暦3月3日頃が桃の開花時期と重なるからとも、桃の不浄を祓う生命力にあやかるためともいわれます。

上巳の歳時記

雛祭りのお菓子

雛祭りには菱餅《ひしもち》、雛あられといったお菓子がつきものですが、そのどちらにも赤、白、緑の色が使われています。

これには、女の子の健やかで純粋な成長を願う思いが込められています。赤は「魔除け」を、白は「清らかさ」を、そして緑は「健康」を表しているのです。

原料には、菱、よもぎ、米、大豆などの自然食材が使われています。

三日月の光で見る幻想的なお雛様

雛飾りの装束や調度品など、そのあでやかな色合いは女の子の節供らしく華やかです。これを電気のなかった旧暦時代の月の明かりで愛でると、照明とは少し違った趣になります。旧暦3日は三日月。光は弱く薄明りです。

そこへ雪洞《ぼんぼり》のぼんやりとした光が雛飾りを浮かびあがらせ、幻想的なシーンになりそうです。旧暦3月3日のお雛様で、実際にこんな光景を楽しんではいかがですか。

上巳のならわし

皇族の婚礼を再現した絢爛《けんらん》豪《ごう》華《か》な雛飾り

お雛様の飾りつけは、皇族の婚礼のしきたりが、装束、供え物、仕える人たちのほか、その調度品にいたるまで忠実に再現されています。

「左近《さこん》の桜、右近《うこん》の橘《たちばな》」といわれるように、雛飾りの内裏側から見て左には桜を、右には橘を飾ります。これは、平安時代の皇居、紫宸殿《ししんでん》の建物側から見て正面左手に桜、右手に橘が植えられていたことを表しています。

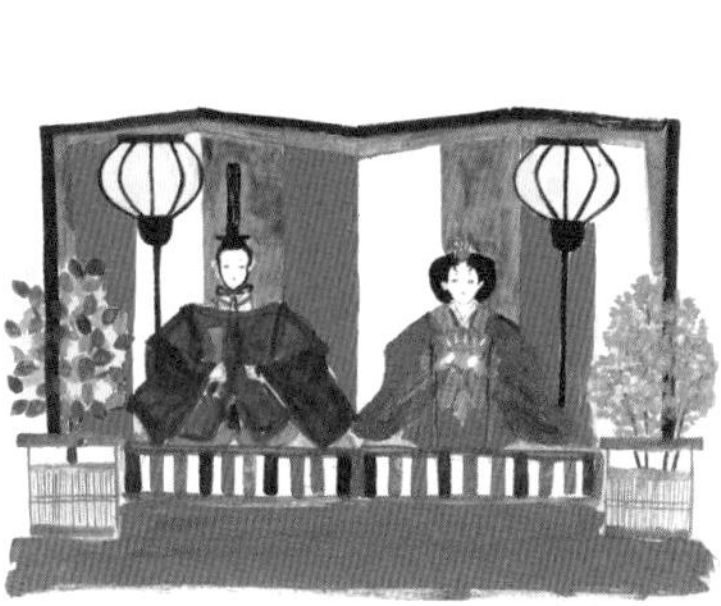

端午《たんご》
5月5日

武者人形や鯉のぼりで男の子の成長を祝う日

5月5日は「こどもの日」。男子の節供として知られ、男の子の成長を祝う日です。端には「初め」の意味があり、かつては月の初めの午《うま》の日を端午といいましたが、とくに5月5日だけをさすようになりました。

中国では古くから、この日に野で薬草を摘んだり、菖蒲《しょうぶ》酒《ざけ》を飲んだりして邪気を祓う行事がありました。この風習が平安時代に日本へ伝わり、次第に広まったといわれます。

江戸時代からは、男子のいる家では健やかな成長を願って武者人形を飾り、鯉《こい》のぼりを立てて祝ったようです。

とくに武士を尊《とうと》ぶという意味の「尚武《しょうぶ》」、さらに「勝負」とも菖蒲《しょうぶ》が同音であることから、武家社会ではこの日を重んじたようです。江戸幕府の重要な式日《しきじつ》で、大名や旗本が式服で将軍にお祝いを奉じる日でした。

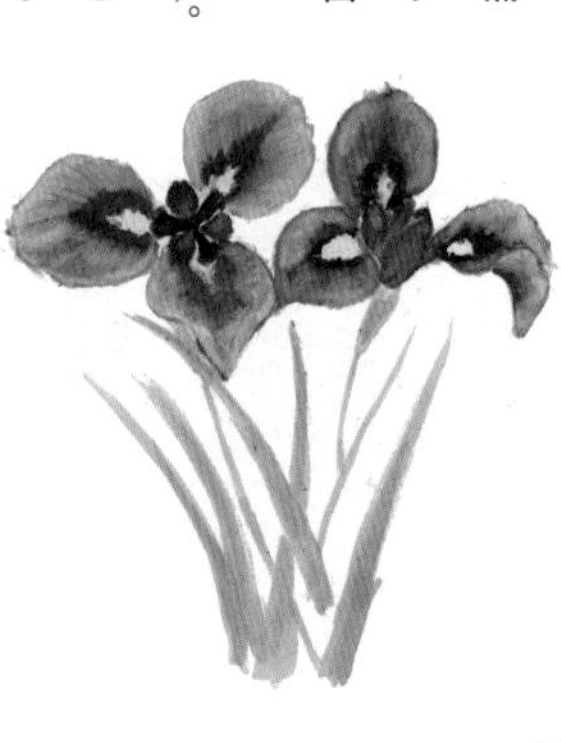

端午のしきたり

端午を彩る菖蒲

菖蒲は古くから薬草として知られ、邪気を祓って火災を除くものとされました。

今でもこの日に菖蒲湯に入る風習が残っています。菖蒲には保温効果があり、血行促進にもいいとか。そのさわやかな香りも、気持ちをやわらげてくれます。

また、菖蒲を束ねて地面をたたく「菖蒲打ち」という行事もありました。魔除けになる菖蒲で大地の邪気を除いたのでしょうか。

このほか、5月4日の夜、枕の下に菖蒲を敷いて眠り、魔除けとする「菖蒲の枕」という慣習もあるそうです。

端午の歳時記

柏餅は代々家を受け継ぐ縁起物

端午の節供には柏餅を食べるならわしがあります。柏の葉は秋に枯れても、翌年春に芽が出るまで落ちません。そこから「家督《かとく》が絶えない」と喜ばれ、縁起物として柏餅を食べるようになったといわれます。

鯉のぼり

鯉のぼりは、もともと武家が家紋の入った幟《のぼり》を立てていたものです。それに対して町人階層は、鯉のぼりを高く揚げるようにしました。

滝を登った鯉が龍になったという中国の故事と、生命力の強い鯉にあやかり、男の子の立身出世への願いが込められた風習です。

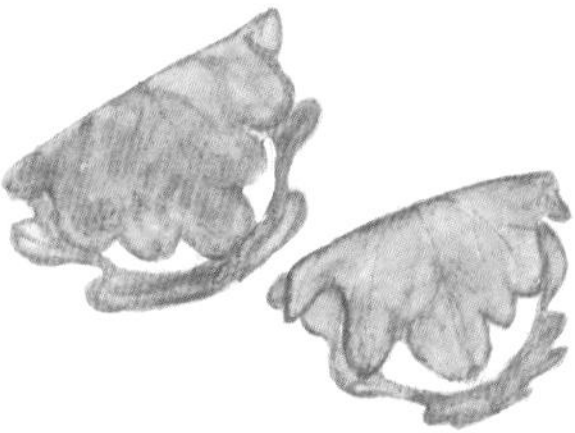

七夕《しちせき》

7月7日

織姫・彦星伝説で知られる特別な日

七夕《たなばた》といえば、織姫と彦星の伝説で知られています。

子どもの頃、願いごとを書いた短冊を笹の葉に吊り下げた記憶もあるのではないでしょうか。

「しちせき」という読み方には、7日の夕方という意味があります。

現在では7月7日に行う地域と、旧暦の季節感に近づけて8月7日に行う土地もあります。星祭り、七夕《たなばた》祭りともよばれます。

この行事は中国の織姫・彦星伝説と、女性が裁縫や習字の上達を祈る風習、さらに夏のお盆行事にあたる、日本の先祖祭りが合わさったものの

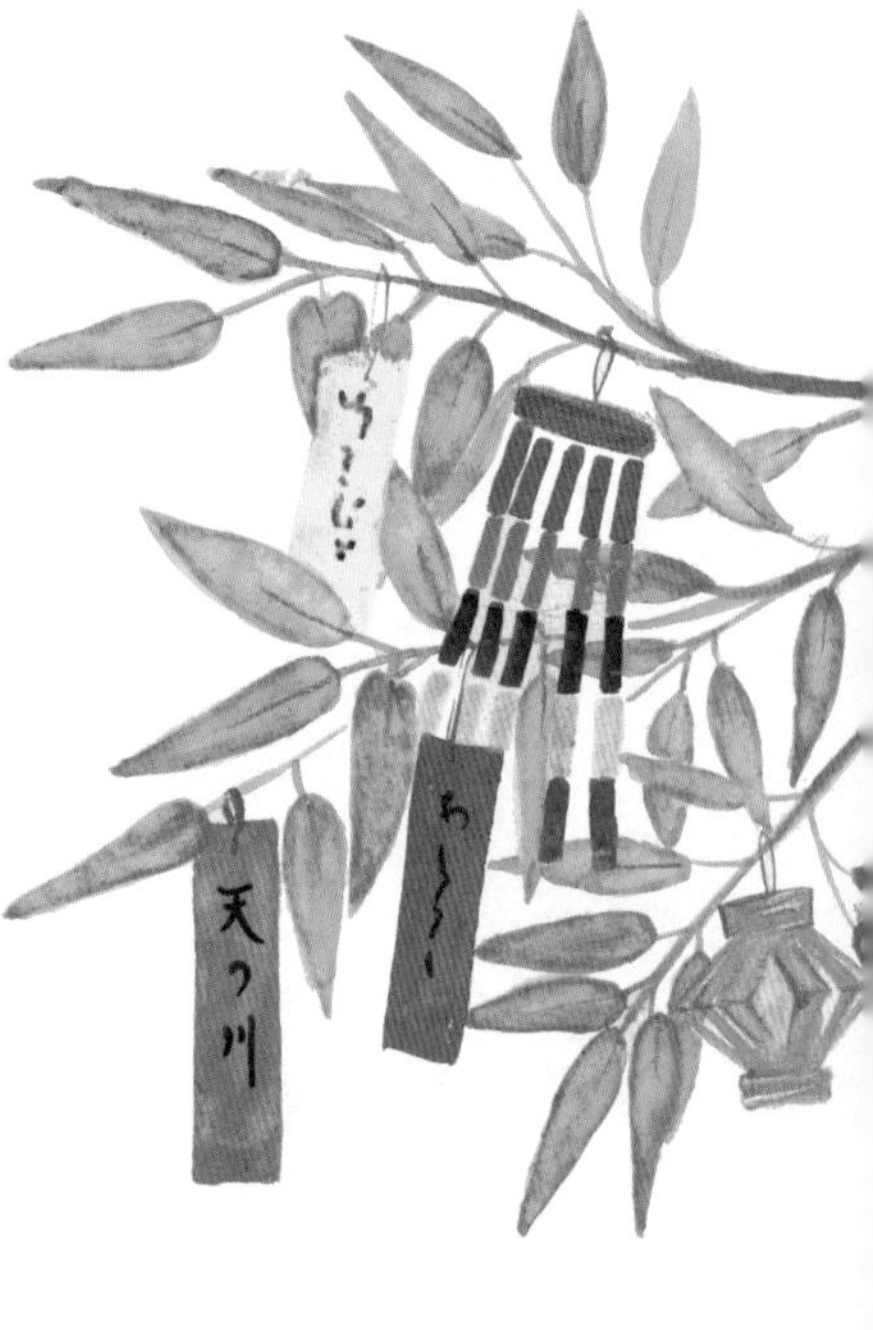

ようです。

ちなみに、古くから日本では7月7日に水浴びをして身を清め、お墓や井戸などをきれいに掃除をして、穢れを祓《はら》い清める風習がありました。これは7月中旬のお盆の準備だったようです。

七夕の歳時記

旧暦なら10時過ぎが天の川の見ごろ!?

新暦の7月7日は梅雨で、なかなか晴れ間が見られません。

しかし、旧暦の7月7日なら、新暦では8月上旬から中旬にあたる頃。梅雨もすっかり明けているでしょう。晴れていれば夜10時過ぎに半月が山かげに隠れ、天の川がはっきり見られます。この日以降、月はしだいに満ちて旧暦15日のお盆が満月の頃合いです。

七夕のしきたり

たまには夜空を仰ぎ星に願いを

現在のように笹竹を立てて、色紙や短冊を飾るようになったのは江戸時代から。まっすぐ伸びる笹竹が、短冊の願いを星へ届けてくれる意味もあるとか。

当時は裁縫や歌など、手芸や技芸などにまつわる願いを書いたといわれます。6日の夜に願いごとを書いた短冊を飾り、7日に川や海へ流したそうです。

ゆっくり星を眺めるいい機会でもあります。しばし童心に帰って、星に願いごとをしてみては。

重陽《ちょうよう》　9月9日

菊の霊力と生命力にあやかる

今ではあまり知られていませんが、旧暦のこの日は菊の節供ともよばれ、武家社会では重要な行事でした。

古代中国では奇数を陽の数、偶数を陰の数としました。最も大きな陽の数が重なる9月9日はめでたい日とされ、霊力と生命力に溢《あふ》れた菊の花を飾り、お酒を酌みかわして祝ったとか。

日本でも昔から、この日を「刈り上げ節供」として秋の収穫を祝っていたようです。

平安時代以降は中国の風習が広まり、宮中では盃《さかずき》に菊を浮かべた菊酒《きくざけ》を飲み、詩歌を楽しむ「観菊《かんぎく》の宴」が行われました。こうした風習は江戸時代になってからも続いたようです。

旧暦（新暦の10月中旬頃）なら、ちょうど菊が見頃となる時候。人々は魔を除け、長生きの効能をもつ菊にあやかり、風流な晩秋の行事を楽しんだのでしょう。

重陽を楽しむ

菊の効用

菊は、もともと奈良時代に薬用として伝来し、漢方薬としても用いられます。

食用の菊には腐食防止効果があり、刺身のツマに使われています。食べれば食中毒予防にもなるとか。

重陽の節供に宮中や武家社

会でたしなまれた菊酒は、盃のお酒に菊の花びらを浮かべ、その移り香を楽しむものです。

また、重陽に摘んだ菊の花を干して枕に詰めた、菊枕もありました。菊の香りに、頭痛などを鎮める効果があったそうです。

菊人形と菊の被綿《きせわた》

江戸時代から観賞用の菊の栽培が盛んになり、菊人形の催しが生まれました。

現在でも仲秋の季節に各地で行われています。歴史上の人物などをモデルに、菊の花を人形の衣装に見立てて楽しみます。

菊の被綿は、古くから重陽の節供に神社などで行われる、優雅な慣習です。

重陽の前夜、菊の花に綿をかぶせて夜露をしみ込ませ、菊の香りが移った綿を奉納します。

地域によってはこの綿でからだを清め、長寿を願ったともいわれます。

ちなみに、江戸時代には重陽の節供にも雛人形を飾り、健康や長寿を願う風習が庶民の間で広まっていたそう。これを「後《のち》の雛《ひな》」といい、菊の節供にちなみ「菊雛」ともいいます。

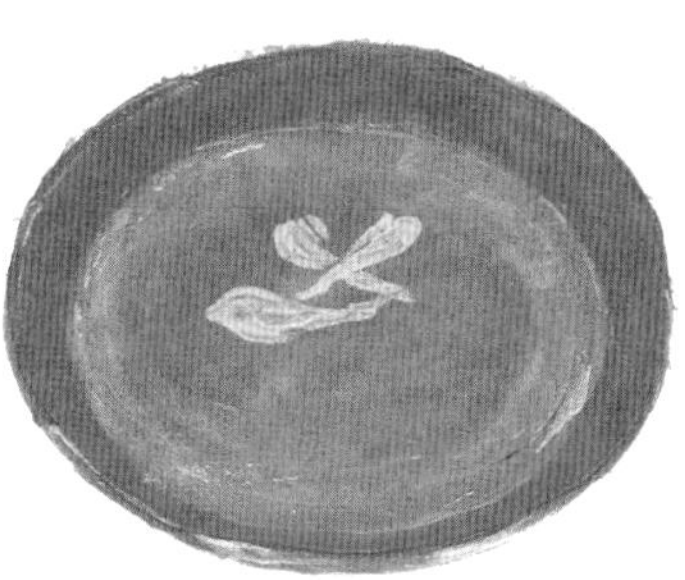

雑節《ざっせつ》

雑節は生活に根ざした庶民の暦日

雑節はより細かな季節の節目を示すとともに、農作業や暮らしの道しるべとなっていました。たとえば八十八夜は霜、二百十日は台風と、それぞれ農作物への被害を警戒する日。土用は季節の変わり目で体調を崩しやすいことを暗示しています。

広島県のある地方では「五月半夏は後走り、六月半夏は前走り」といって、旧暦の5月に半夏生（→136頁）がくれば梅雨入りが遅れ、6月に半夏生がくる年は梅雨が早まる、という言い伝えがあります。

こうした日本人の暮らしに即したアドバイス、警告、教えを暦の上で表したものが雑節なのです。

また、節分や彼岸のように、暮らしに深く溶け込みながら、年中行事や歳時記となった雑節もあります。

雑節にまつわる言葉、言い伝え

雑節の多くが農作業の目安とされていただけに、農業と雑節にまつわる多くの言葉が伝えられています。どれも、長い間の生活体験から生まれた言葉です。

彼岸《ひがん》

「彼岸過ぎての麦の肥」

「暑さ寒さも彼岸まで」ということわざは一般的ですが、

農家ではこの言葉も広く伝えられているようです。

春の彼岸を過ぎたら、麦に肥料をやっても効果がないことをいっています。

八十八夜《はちじゅうはちや》

「八十八夜の別れ霜」

八十八夜の数日後には立夏《りっか》。暦のうえでは夏がやってきますが、この頃は遅霜《おそじも》の時期でもあります。

せっかく新芽が出た作物が、遅霜の被害にあうことを警戒する言葉です。

このほか「八十八夜の忘れ霜」「八十八夜の毒霜」「九十九夜の泣き霜」という言葉もよく使われています。

半夏生《はんげしょう》

「半夏生前なら半作とれる」

半夏生は梅雨の終盤にあたります。この日までに農家は田植えをすませ、たとえ天候不順でもこれ以降は田植えをしない、という習慣がありました。

この言葉は「たとえ何かの事情で田植えが遅れても、半夏生の前までに田植えをすれば、例年の半分ほどは収穫できる」という意味です。

半夏生が田植えの期限を示す、大事な日だったことがわかります。

また「半夏の雨は大雨」という言葉が伝わる地方もあります。この日に雨が降ると大雨が続く、というものです。

雨による災害の多い梅雨明けの頃、水害への警戒を教えているのでしょう。

節分《せつぶん》

2月3日頃

邪気を祓《はら》い新年の幸せを願う日

二十四節気の立春《りっしゅん》の前日が節分です。大寒《だいかん》からは15日目にあたり、寒気が少しほどけて春の兆しが見えはじめる頃です。

もともとは四季の分かれ目である立夏《りっか》、立秋《りっしゅう》、立冬《りっとう》の前日も節分といいました。しかし、いつからか立春の前日だけをよぶようになりました。旧暦時代は翌日の立春からを新年とする考えがあり、この日を1年の最後としたからでしょう。

年の終わり、そして冬から春へと季節が変わる節目に邪気を祓い、新年の幸せを願う行事が行われました。

この日に豆まきをする風習は、古くから大晦日《おおみそか》の宮中行事として行われてきた「鬼《おに》遣《やらい》」「追儺《ついな》」とよばれるものが、今に伝えられたものです。

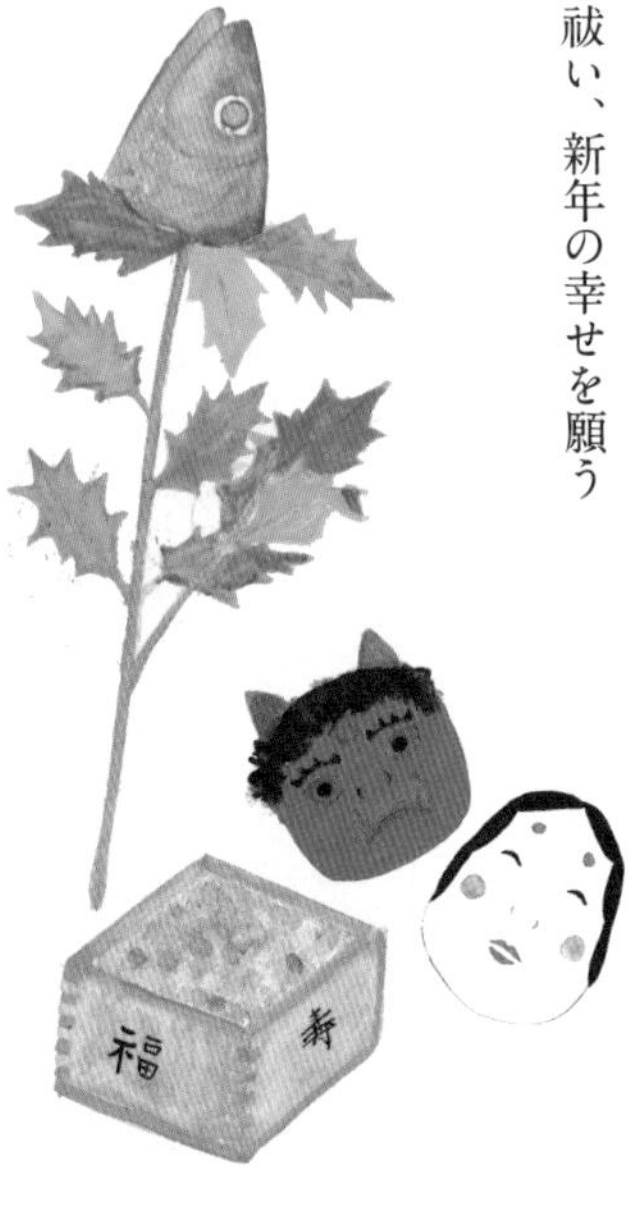

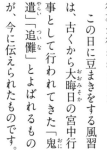

節分の歳時記

鰯《いわし》の頭も信心から

今では少なくなりましたが、鰯の頭を刺した柊《ひいらぎ》の枝が、玄関近くに飾ってあるのも節分ならではの風景です。

柊の葉のチクチクしたとげを鬼が痛がり、さらに鰯を焼いた悪臭で退散する、というところから行われている習俗です。

「鰯の頭も信心から」ということわざの語源は、ここからとられたとか。

節分のしきたり

豆まき

風物詩ともなっている節分の豆まきは、中国から室町時代に日本へ伝えられた厄祓いの行事でした。

豆には魔除けの力があるとされ、家長や年男が「福は内、鬼は外」と大きな声をかけながら、家中や家の外へ向けて豆をまきます。

古くから、年の数だけ豆を食べれば、その年は無病息災で過ごせるといわれます。

節分を楽しむ

恵方《えほう》巻き

節分に恵方巻きを食べるのは、関西を中心にした風習のようです。

その年の吉方位である恵方に向かい、太巻き寿司を無言で食べると、無病息災の穏やかな1年になるといわれています。

ちなみに、かつて関西地方では正月や節分に、その年の恵方にある寺社へお詣りする「恵方詣り」が盛んでした。

彼岸《ひがん》

春 3月18日〜24日頃
秋 9月20日〜26日頃

先祖の霊を供養する7日間

彼岸は日本独特の仏教祭事でしたが、暦にのるようになってから雑節になりました。

春と秋の2回あり、春は春分の日、秋は秋分の日を真ん中にはさんだ7日間です。

初日が「彼岸の入り」、終わりの日を「彼岸明け」、春分と秋分の日を「彼岸の中日」といいならわしています。

春の中日が3月21日頃、秋の中日が9月23日頃。それぞれ寒さがゆるみ、暑さが衰えてくる季節の変わり目といえるでしょう。

この期間、お寺では彼岸会《ひがんえ》などの法会《ほうえ》や仏事が行われます。また、一般の人たちは仏壇をきれいにしてお供えを上げ、先祖のお墓参りをする風習があります。

彼岸の歳時記

牡丹餅《ぼたもち》とおはぎ

彼岸に欠かせないお供えもの、牡丹餅とおはぎは同じものです。春彼岸には春の花である「牡丹《ぼたん》」にちなんで牡丹

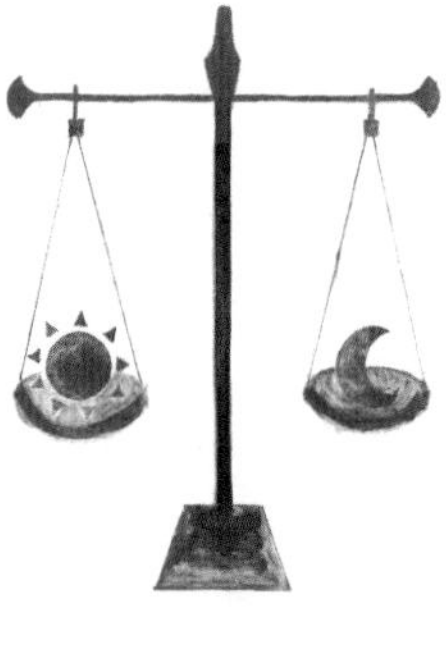

餅。秋彼岸には秋の七草の「萩《はぎ》」にちなんでおはぎといいます。牡丹餅にはこし餡、おはぎには粒あんを使います。餡の小豆が邪気を祓《はら》うともいわれ、餅米とうるち米をつぶした餅に、小豆餡《あずきあん》を合わせて作ります。

このほか、団子やのり巻き、いなり寿司などが仏壇に供えられます。

彼岸は仏様にゆかりのある期間

彼岸は先祖の供養と同時に、本来はさまざまな仏事が行われる期間でした。

彼岸の中日にあたる春分と秋分には、太陽が真西に沈むことから、仏教の西方浄土《さいほうじょうど》の思想と結びついたともいわれます。

また、この頃は昼と夜の長さがほぼ等しいので、仏教の中道の精神にも合っているとか。

いずれにせよ春と秋の季節の分かれ目は、ご先祖ばかりでなく、仏様にもゆかりの深い7日間といえそうです。

節分のしきたり

お墓参りで先祖供養

お彼岸にお墓参りをする風習は、春と秋の風物詩ともなっています。先祖への供養として花と線香を供え、合掌します。「暑さ寒さも彼岸まで」といわれるように、しのぎやすい気候になる頃です。

彼岸とは死者たちの世界、それに対してこの世を此岸《しがん》といいます。この期間はご先祖様に日頃の感謝を伝え、心をつなぐときでもあります。

社日《しゃにち》

春　春分に最も近い戊《つちのえ》の日
秋　秋分に最も近い戊の日

生まれた土地の神様を詣《もう》でる日

社日は春と秋の2回あり、春の社日を春社《しゅんしゃ》、秋の社日を秋社《しゅうしゃ》といいます。春社は二十四節気の春分に最も近い戊の日、秋社は秋分に最も近い戊の日となります。前後が同じ日数のときは、前の戊の日とします。

社日の「社」とは、生まれた土地の守護神である産土神《うぶすながみ》のことです。

現在ではあまり行われませんが、古くからこの日は、産土神へお参りする風習がありました。

春は五穀（米、麦、豆、粟《あわ》、黍《きび》か稗《ひえ》）の種を供えて豊作を祈り、秋は作物の収穫に感謝してお参りをします。この行事を欠かすと神様の機嫌を損ね、その年は不作になるとか。

なお、春社に降る雨を季語で「社翁《しゃおう》の雨」といいます。「社翁」は土地の神様のことです。

社日のしきたり

社日の禁忌《きんき》

社日は土地の神様のほかに、農耕をつかさどる土の神様の日とも考えられていました。

この日に土をいじったり掘り起こしたりすると、神様のいる場所を穢《けが》したり、神様の頭を掘るようなことになったりするので、厳しく戒めていたとされます。

社日を楽しむ

意外に身近な社日信仰

今ではあまりなじみのない社日ですが、神社の境内を注意して見てみると、社日にゆかりの深いものを見つけることがあります。

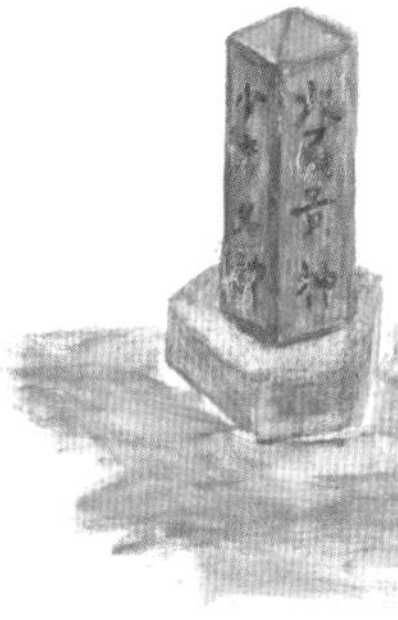

神社の参道脇などに、五角柱の小さな石塔をよく見かけます。これは社日塔といって、土地や農業に関する神たちを祀《まつ》ったものです。

よく見ると石塔には、農業の神である天照大神《あまてらすおおみかみ》や、土の神様の埴安媛命《はにやすひめのみこと》（土の祖神）などの名前が彫られています。

地元の人たちが、かつて祈りと感謝を捧げた碑《いしぶみ》。土地の小さな歴史です。

社日を生かす

産土神と鎮守神《ちんじゅがみ》

産土神はそこで生まれた人を一生見守る、土地の神様。それに対して鎮守神はその土地に根づいた神様です。

生まれた土地で一生を過ごすことが多かった昔では、ふたつの神が同じ、という人もたくさんいました。

普段なかなか意識しない近所の鎮守神や故郷の産土神。社日を機会に、再認識してはいかがでしょうか。

八十八夜《はちじゅうはちや》

5月2日頃

立春から数えて八十八日目

八十八夜は、二十四節気の立春の日から数えて88日目になります。

立春からの日数を数える雑節には、このほか二百十日《にひゃくとおか》(↓140頁〜)や二百二十日《にひゃくはつか》(↓142頁〜)があります。いずれも古くから農家の要注意日とされ、とくに暦にのせられたといいます。

昔からこれらの日には、農家をはじめとした多くの人たちが、気象や天候に心をくだいてきたようです。

遅霜への警戒を教えてくれる日

八十八夜の場合は、遅い霜への警戒を教えてくれる日です。前述の「雑節にまつわる言葉、言い伝え(↓124頁〜)」でも紹介したように、「八十八夜の別れ霜」や「八十八夜の忘れ霜」といった警句によって、せっかくの作物が無駄にならないよう、注意を促しています。

「別れ霜」や「忘れ霜」「名残の霜」は季語になっているほど、一般にも広く知られていたようです。

また、福島県の会津地方には「百五の霜」という言葉が伝えられ、大寒から105日目(八十八夜と同じ頃)を、遅霜の要注意日として警戒するとか。

霜害を恐れ八十八夜待つ　高浜虚子

八十八夜の歳時記

新茶は不老長寿の縁起物

昔ながらの茶摘み装束で新茶を摘む女性の姿が、毎年この日のニュース映像で流れます。その光景は春の風物詩のひとつになっています。

八十八夜に摘んだ新茶は質も味もよく、昔から喜ばれてきました。また、無病息災《むびょうそくさい》や不老長寿《ふろうちょうじゅ》の縁起物としても知られ、近しい人への贈り物、神様へのお供えとして今でも重宝がられています。

5月2日で夏が近い!?

「夏も近づく八十八夜、野にも山にも若葉が茂る……」と、唱歌『茶摘み』に歌われている八十八夜。新暦では5月2日頃なので、まだ少し夏を意識するのは早いようです。

しかし、暦で見ると数日後には、二十四節気の立夏がやってきます。まさに夏がもうすぐはじまる時候です。

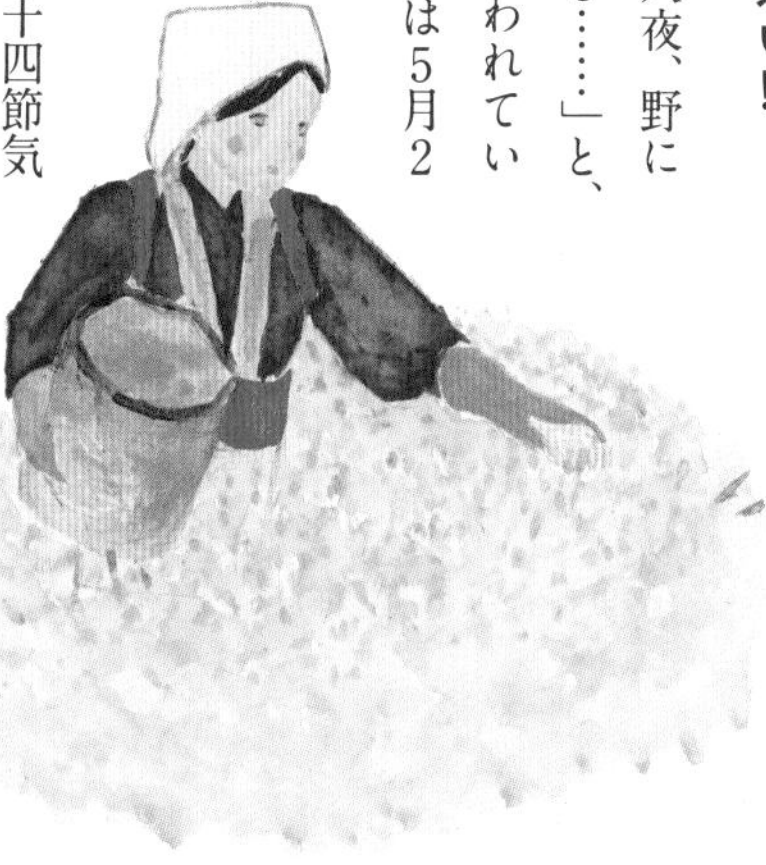

入梅《にゅうばい》 6月11日頃

暦のうえでの梅雨入りの日

入梅は梅雨に入る最初の日のこと。

現在は、6月11日頃が暦のうえでの梅雨入りとなります。

しかし、実際の梅雨入りは時期が一定ではなく、気象庁から「梅雨入り宣言」が出された日となります。

旧暦では二十四節気の「芒《ぼう》種《しゅ》」の後にくる「壬《みずのえ》の日」を入梅とし、梅雨明けを「小《しょう》暑《しょ》」の後の「壬の日」としました。芒種の後といえば、新暦では6月6日前後。意外にも旧暦のほうが、例年の梅雨入り時期とそう遠くない気がします。ただし、旧暦でも梅雨入りを正確に知るには、毎年かなり苦労したようです。

この頃は例年、気温とともに湿気も上がり、うっとうしい時期となってきます。

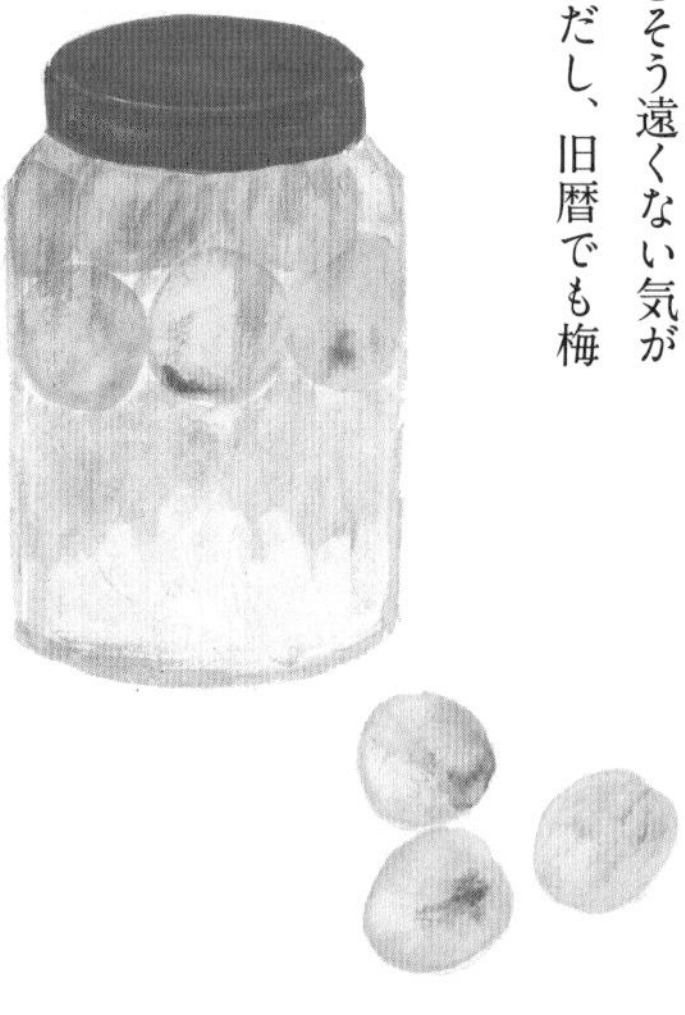

梅雨を楽しむ

梅レシピを楽しむ

旧暦の梅雨入りの頃は、梅を収穫して加工する手仕事の時期でもありました。現在も6月頃になると、青果店やスーパーなどに梅の実が並びます。

まだ熟さない青梅は、梅酒や梅シロップに。やや熟した梅は梅酢などに。完熟の黄梅《おうばい》は、身がやわらかいので梅ジャムに最適です。

生の梅は、胃腸で分解されると毒になります。これを昔の人はさまざまに工夫して、保存が利いて、からだによい食材として残してくれました。古人の知恵をありがたくいただきたいものです。

梅雨に学ぶ

黴雨《ばいう》から梅雨《つゆ》へ

雨の続くこの時期は湿度が高くなり、黴《かび》が生じやすくなります。そこからこの頃を黴雨とよんだとか。

これが後に、梅の実の熟す時期であることから「梅雨（ばいう・つゆ）」に変わったという説があります。

黴雨から梅雨へ。同じ読み方でも、梅雨からは青梅の爽やかさが連想できます。

紫陽花《あじさい》の呼び名

梅雨どき、鮮やかな紫陽花を見かけると気分が晴れます。開花後に花の色が変わることから「七変化《ななへんげ》」、花弁が4つあるので「四葩《よひら》」とも呼ばれ、その色合い同様、多彩な異称をもっています。

半夏生《はんげしょう》

7月2日頃

夏のほぼ真ん中の時候

半夏生の半夏とは、和名を「烏柄杓《からすびしゃく》」といい、畑などに生える毒草のことです。

この草が生える時期なので、この名がつけられました。その茎は漢方薬の「ほそぐみ」として知られ、咳止め、つわりなどに効能があるとされます。

半夏生は夏至《げし》から11日目にあたり、立夏《りっか》（新暦5月5日頃）から立秋《りっしゅう》（新暦8月7日頃）の前日までを夏とするならば、ちょうど夏の中間地点に位置します。

また、この頃は梅雨の終わりにもあたり、農家にとっては仕事の目安となる大切な日だったようです。そのため雑節のほか、七十二候の「夏至の末候（→54頁〜）」としても暦に登場するのでしょう。

半夏生の歳時記

麦の時候の食材をいただく

半夏生の頃は小麦の収穫時期です。近畿や中国地方では、この日に小麦の団子を食べる「半夏団子」のならわしがあるとか。収穫した麦でうどんを打ち、ご近所にふるまう地方もありました。

関西地方では、蛸《たこ》の足のように稲がたくさん分かれて増えることを願い、この日に蛸を食す「半夏蛸《はんげだこ》」の風習もありました。

蛸には疲労回復の効果があるので、多湿で疲れたからだには適した食材です。

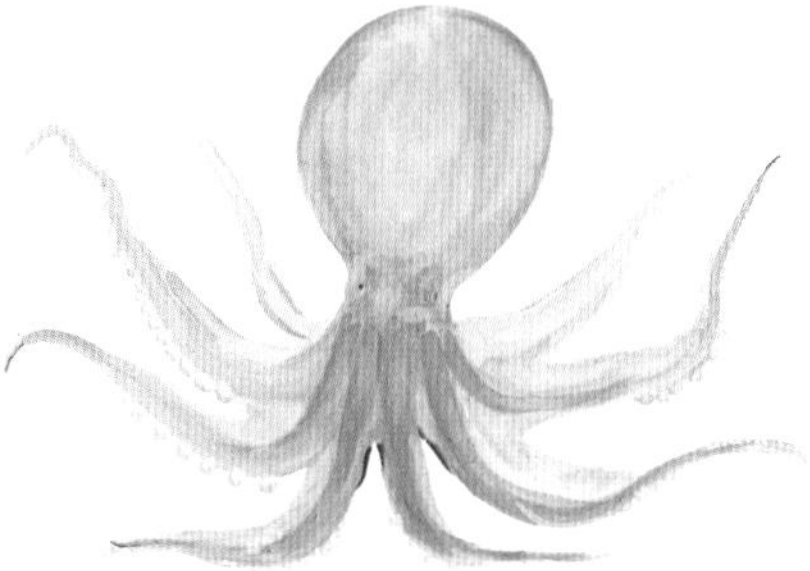

半夏生のしきたり

湿潤な気候からからだを守る知恵

半夏生の頃は天から毒気が降る、大地が陰毒（湿気）を含んで毒草が生じる、などの言い伝えがありました。

そこでこの時期には、筍《たけのこ》や蕨《わらび》などの野菜を食べることを忌む習慣があったとか。

また「この日の水は飲むな」とも。

これらは湿潤な梅雨どき、食物の腐敗に注意して暮らす知恵だったのでしょう。

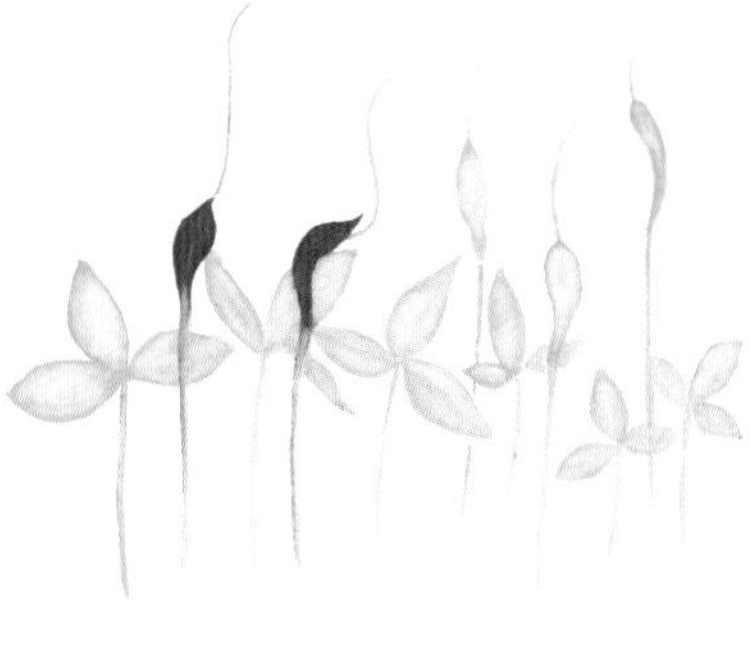

土用《どよう》

7月20日頃から8月7日頃まで

季節の変わり目の18日間

土用といえば「土用の丑《うし》の日」に鰻《うなぎ》をいただく、夏の土用をさすようになりました。

しかし、もともとは二十四節気の立春、立夏、立秋、立《りっ》冬《とう》の前の18日間が土用なので、四季それぞれに土用があります。季節の変わり目ともいえます。

夏の土用は新暦では7月20日頃から、立秋の前日の8月6日頃になります。この間を暑中ともいい、暑中見舞いを出す時候にもなっています。

土用に入る日を「土用入り」、土用が終わる日を「土用明け」とよびます。カレンダーでも見かける言葉です。

この期間は土をいじること、殺生《せっしょう》すること、葬式などが禁《きん》忌《き》とされてきました。

ただし、土用の期間中に「間日《まび》」というものがあり、この日だけは土用の間でも土を動かしてよいとされています。

夏の土用 歳時記

夏バテを防ぐ知恵がたくさん

夏の土用の頃はまさに盛夏。体調を管理するために、さまざまな工夫がされました。

丑の日に鰻を食べるのもそのひとつ。丑の日に「う」のつく食べものをいただくと夏バテしないといわれ、馬肉や梅干し、ウリやうどんなども好まれました。ほかにも土用蜆《しじみ》、土用卵などで食養生したといわれます。

また、土用の丑の日に菖蒲《しょうぶ》やヨモギなどの薬草を入れた「丑湯《うしゆ》」に入る風習も、夏バテ予防の知恵とされます。土用《どよう》灸《きゅう》といって、この時期のお灸はとくに効き目があるともいわれます。

季節の変わり目で体調を崩しやすい時期、古人たちはからだをいたわり、来るべき秋に備えたのでしょう。

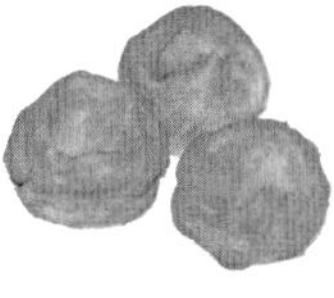

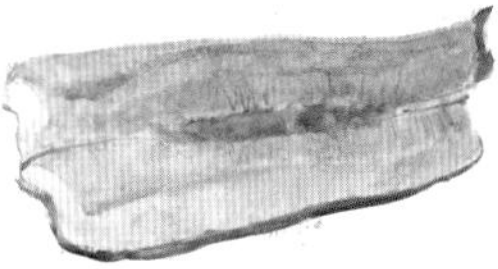

夏の土用のしきたり

土用干《どようぼ》し

空気が乾燥しているこの時期。衣類や本を外に出して風を通し、黴《かび》、虫つきなどを防ぐ習慣がありました。これを「土用干し」といいます。

梅雨の間、衣服は湿気のダメージを受けやすいもの。陰干しをするには最適なときです。

また、塩漬けした梅を干すのに最適な頃で、「梅の土用干し」ともいわれます。土用の期間が終われば梅干しの完成です。

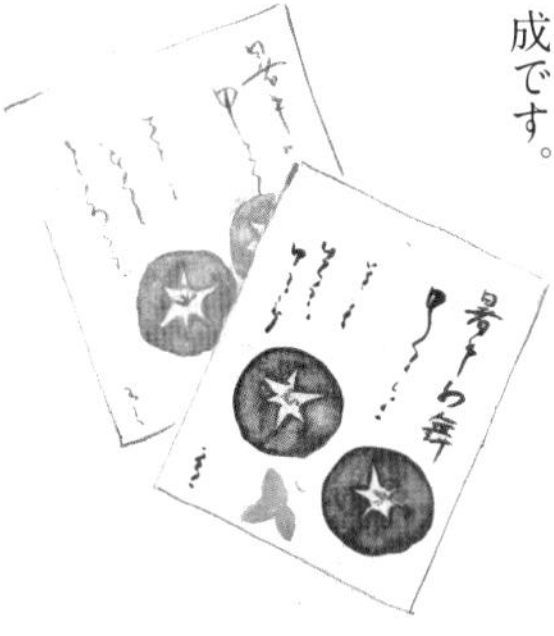

二百十日《にひゃくとおか》

9月1日頃

作物に被害を与える台風を警戒する厄日《やくび》

二十四節気の立春から210日目の日です。この日は天候が荒れやすい荒日《あれび》とされ、旧暦8月1日の八朔《はっさく》（↓72頁）や二百二十日（↓142頁～）とともに、三大厄日として恐れられてきました。

旧暦では年によって日取りが移動するので、より正しい時期に注意を呼び起こすため、雑節として設けられたといわれます。

新暦では毎年9月1日前後で、ちょうど稲が開花する時期と重なります。手塩にかけた作物が台風の被害を受けないよう、今も警戒すべき日として知られています。

たしかに、例年この時期は台風の襲来が多く、ニュースでもよく取り上げられます。台風による災害があれば、人々の暮らしの脅威になります。

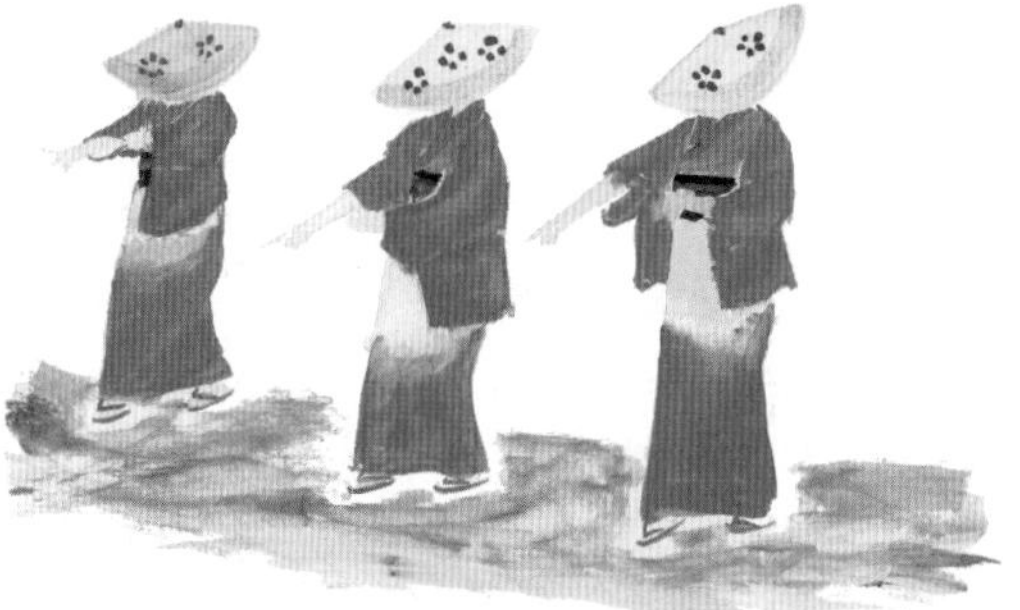

二百十日の歳時記

農作物を守るために荒ぶる風を鎮める風祭《かぜまつり》

台風の被害を恐れたこの時期、風を鎮めて農作物を守るために「風祭」が行われます。行われる時期にばらつきがありますが、今でも全国各地に残っているようです。

なかでも富山・八尾《やつお》町で行われる「おわら風の盆」が有名です（→78頁）。歌や小説の舞台にもなり、多くの見物客が訪れます。この祭りは風を鎮める祈願と盆踊りが融合したもので、３００年以上の歴史があります。哀愁を帯びた音《ね》に合わせ、編み笠をかぶった男女が古い街並みを踊り歩きます。

二百十日に学ぶ

古人の経験が学んだ雑節

二百十日はもともと、現在の三重県伊勢地方で発行されていた「伊勢暦《いせごよみ》」という暦だけにのっていました。

伊勢の船乗りたちの間には「この時期は台風が到来しはじめるから要注意」という教えが昔から伝わっており、それを暦で紹介していたようです。そのたしかさもあってか、後には全国の暦にのるようになり、広まっていきました。

八十八夜が遅霜《おそじも》への警戒、入梅が田植え時期の目安になることと同様、二百十日も働く人たちの長年の経験から生まれた雑節です。気象状況に左右される生業《なりわい》を営んでいた人々の、自然と共生する謙虚な姿勢がうかがえます。

二百二十日《にひゃくはつか》 9月11日頃

二百十日と並ぶ荒日

二百二十日は二十四節気の立春から220日目の日で、八十八夜や二百十日と同じ起点をもつ雑節です。

この日も台風の厄日とされ、実際には二百十日よりもこの時期のほうが、台風の被害にあう傾向が高いともいわれます。

台風の影響は、農家はもちろん、漁に出られない漁師にとっても死活問題でした。現在のように台風の予測ができなかった時代、人々にとって雑節が大きな意味をもっていたのです。

過去に大きな被害をもたらした台風は、二百二十日を過ぎ9月下旬までに上陸したものが多いようです。

◎昭和の3大台風の上陸日

・室戸《むろと》台風
昭和9年　9月21日

・枕崎《まくらざき》台風
昭和20年　9月17日

・伊勢湾《いせわん》台風
昭和34年　9月26日

二百二十日に学ぶ

野分《のわき》

台風のことを、以前は野分と呼んでいました。強い風が野の草を吹いて分ける様子からついた名称とか。

古い言葉で『枕草子』や『源氏物語』にも登場するほか、夏目漱石の小説のタイトルにも使われています。

また、着物や和小物などに使われる刺し子模様にも「野分」という柄があります。風に吹かれたすすきが、同じ方向へなびく様子を表したものです。こうした身近なものへも利用されるのは、野分が恐ろしいだけのものではなく、秋の風情を象徴するひとつとして、人々に親しまれたからでしょう。

二百二十日を生かす

三大厄日をチェック

二百十日、二百二十日とともに、三大厄日として昔の人たちから恐れられていたのが八朔《はっさく》です。

朔《さく》とは一日《ついたち》のことで、8月1日を旧暦時代はこうよんでいました。当時はこの日を休みにしたり、贈り物をする風習もありました（→72頁）。

その半面、強い風が吹きつける時期でもあり、実った稲が大きな被害を受けることがあったとか。そこからこの日を要注意日としたようです。

この三大厄日は、現代にも十分使えます。新暦でも旧暦でも、この3日をチェックしておき、お出かけやイベントなど、当日の天候の変化に注意したいものです。

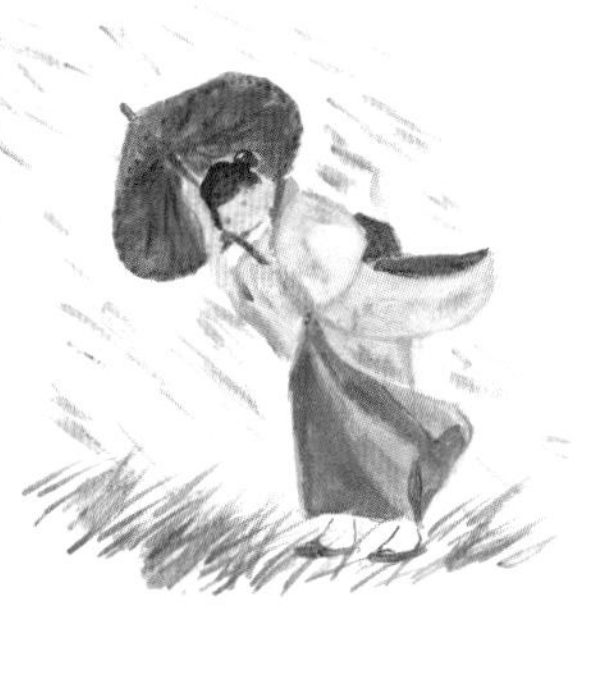

column

縁日

神仏に会う日（会日）にご縁を結ぶ

参詣とレジャーを兼ねたハレの日

縁日とは、神仏とこの世がつながる「有縁《うえん》」の日です。仏会《ぶつえ》の日（仏に会う日）の「会日《えにち》」がなまって「縁日《えんにち》」になったとか。神仏の降誕、社堂の創建などにちなみ、祭典や供養が行われる日です。縁日に神仏を念じれば、特別なご加護《かご》があると信じられてきました。

この日は参詣の後、境内に立つ市《いち》を見て買い物をしたり、地域の名物を味わったりと、庶民にとっての息抜きや行楽として親しまれてきたようです。

縁日は今でも全国各地で行われています。まわりにある縁日を探して「ご利益の日」を楽しんではいかがでしょうか。

地蔵《じぞう》　縁日：毎月24日

地蔵菩薩《じぞうぼさつ》は、人の苦しみの身代わりになるとも、子どもの守護神ともいわれます。路傍によく見る石像でもおなじみです。1月24日に初地蔵が行われ、旧暦7月24日には地蔵盆（現在は8月24日頃）が行われます。

観音《かんのん》　縁日：毎月18日

観世音菩薩《かんぜおんぼさつ》は、慈悲深い徳で人々の救いの求めに応じるといいます。1月18日の初観音のほか、7月10日の千日詣《せんにちまいり》(四万六千日)が有名で、この日に参詣すると特別な功徳《くどく》があるといわれます。

薬師《やくし》　縁日：毎月8日

薬師如来は病苦を救い、持病を治す法薬を与えるという、医薬の仏として広く信仰されています。とくに1月8日の初薬師はにぎわいを見せます。

鬼子母神《きしもじん》
縁日：毎月8日、18日、28日

鬼子母神は、安産や子宝、乳幼児の保育などの祈願をかなえるといわれます。端麗な姿の女神で、子どもを懐に抱いています。東京では台東区入谷《いりや》の鬼子母神、豊島区雑《ぞう》司ヶ谷《しがや》の鬼子母神が有名です。

閻魔《えんま》　縁日：毎月16日

地獄の王として知られる閻魔大王。とくに旧暦1月と7月の16日は「地獄の釜のフタもゆるむ」とされ、参詣客でにぎわいます。縁日には閻魔堂を開帳、地獄変相図などを拝観させるところもあります。

大師《だいし》　縁日：毎月21日

大師とは弘法大師・空海のことで、この日が忌日《きにち》のために真言宗の縁日とされています。

1月21日の初大師、3月21日の御影供《みえいく》、12月21日の終弘《しまいこう》法《ぼう》は、大師参りの人々でとくににぎわいます。

天神《てんじん》　縁日：毎月25日

菅原道真の命日にちなんだ天満宮の縁日です。学問の神様として信仰を集めています。

1月25日の初天神、12月25

日に終《しま》い天神などでは、造花の梅の枝に小判などを吊るした縁起物が売られます。

水天《すいてん》　縁日：毎月5日または1日、5日、15日

水天は日照りや洪水を防ぐほか、安産や水難除けの神として知られています。また、東京・日本橋の水天宮は、水商売の守り神としても有名です。

魔利支天《まりしてん》
縁日：毎月のい（亥）の日

魔利支天は日光を神格化した神で、国家と国民を守る女神です。

かつては芸者や株の相場師たちに信仰されたとか。1月の最初の縁日を「初亥《はつい》」といい、とくに人々でにぎわいます。

大黒天《だいこくてん》
縁日：きのえね（甲子）の日

七福神のひとつで、福徳や財宝を与える神とされます。年に6回ある縁日のなかでも、1月と11月がとくに重んじられます。

この日には二股大根、小豆《あずき》飯、黒豆を供える甲子《かっし》風習もあります（→195頁）。

弁財天《べんざいてん》
縁日：つちのとみ（己巳）の日

七福神のひとつで、音楽の神、災いを除く神などとして知られます。また、福や徳を分け与えてくれるとも。

1月最初の巳《み》の日を「初《はつ》巳《み》」として重んじ、この日にお米やお金を紙に包んでおけば、金運に恵まれるといわれます（→195頁）。

第3章

暦で知る自然のリズム

暦からわかる自然のリズム

旧暦と月の深い関係

日めくりカレンダーや市販の運勢暦などには、●印に「朔《さく》（新月）」、〇印に「望《ぼう》（満月）」などと書かれたものがあります。

これは月齢といって、月の満ち欠けの状態を記号と月の名称で表したものです。

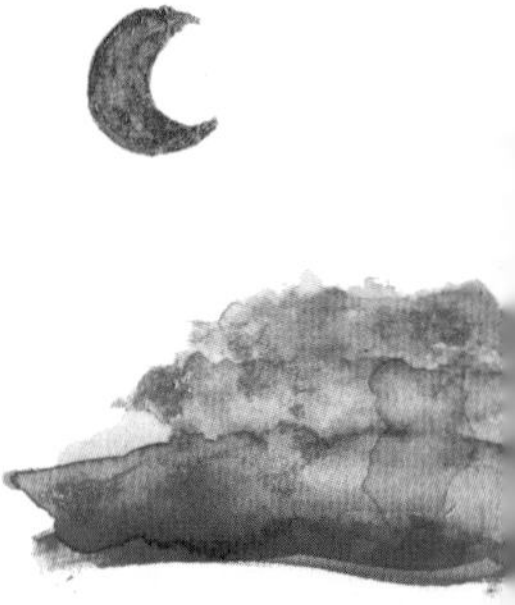

私たちが使っている太陽暦では、ひと月のうち、どの日が新月になるか決まっていません。

しかし、旧暦は月の運行を基準に日にちが決まるので、1日は新月、15日前後が満月になると誰でも知っていました。

逆にいえば、月齢がわかれば旧暦のおおよその日にちがわかります。旧暦を目安に何かをするときの手がかりになるわけです。

潮の干満は漁業や航海にも利用

月齢と同じように、市販の運勢暦などで見られるのが満《まん》潮《ちょう》と干潮《かんちょう》の時間、大潮《おおしお》や小潮《こしお》などの潮の種類です。

こうした情報は、漁業関係者、港湾労働にたずさわる人たち、航海士、釣り人などに利用されています。潮の満ち引きや動きは、魚の行動に影響をおよぼすので、漁《りょう》をするうえで大切なものです。

　また、港湾での作業、港への出入り、沿岸部の航行などには、時刻ごとの潮位《ちょうい》を知る必要があります。潮位が下がった時間に航行すると、座礁するような危険もあるからです。

　潮の満ち引きは月の影響を受けているため、月齢によって潮の種類も決まっています。旧暦1日の新月の頃なら大潮、という具合です。

　海を生活の場とした昔の人たちは、当然それを知っていたので、月を見て潮を読み、漁や仕事に生かしたのでしょう。ですから月齢と同じように、昔の暦には潮汐《ちょうせき》の情報はのっていません。

日の出、日の入りは季節の時計

　日の出・日の入り、月の出・月の入りの時間も、現在の暦や日めくりカレンダーでよく目にするものです。

　こうした情報は、農業や畜産業、漁業関係者や猟師なども活用しています。生きものや自然が相手の仕事では、活動時間のはじまりと終わりがわかる、よい目安となるからでしょう。

　また、登山や釣りでもよく使われているようです。日没後、行動がとれない登山では、計画を立てる際にも活用されています。

　さらに、初日の出を見にいくときや、夕日の名所での写真撮影のほか、ライトアップなど日没後のイベントにも。

月の満ち欠け 朔望《さくぼう》

旧暦では月の形がカレンダー

旧暦では日づけで月齢が決まっていることは、すでに紹介しました。

朔《さく》とよばれる1日《ついたち》は、新月で闇夜です。ここからだんだんと月が立ちはじめ（太っていき）、3日には三日月《みかづき》となり、さらに十五日前後の満月までは月が太っていきます。そして満月を過ぎると、今度は月がやせていき、また新月へと還っていきます。こうして29日か30日かけて満ち欠け（朔望）が行われます。これが旧暦の1カ月のサイクルです（↓次頁の図）。かつての農業や漁業では、月の朔望を目安に作業計画を立てるなどしていました。

太陽が月を照らす位置で月齢が決まる

月が太ったり、やせたり見えるのは、地球と月と太陽の位置関係によります。

地球から見ると、太陽のある側の月の表面は、太陽の光を反射して明るくなります（↓次頁の図）。

地球から見える月の表面全体に太陽の光があたれば、月全体が光って見えます。これが満月の頃です。反対に新月の頃は、地球から見える月の表面全体に太陽の光があたらないので、月が見られません。月の太陽の光のあたり方で、月の形が変化していきます。

新月から満月までは、夕方から夜の比較的早い時間に月が見えるので「宵月夜《よいづきよ》」または「夕月夜《ゆうづきよ》」とよびます。

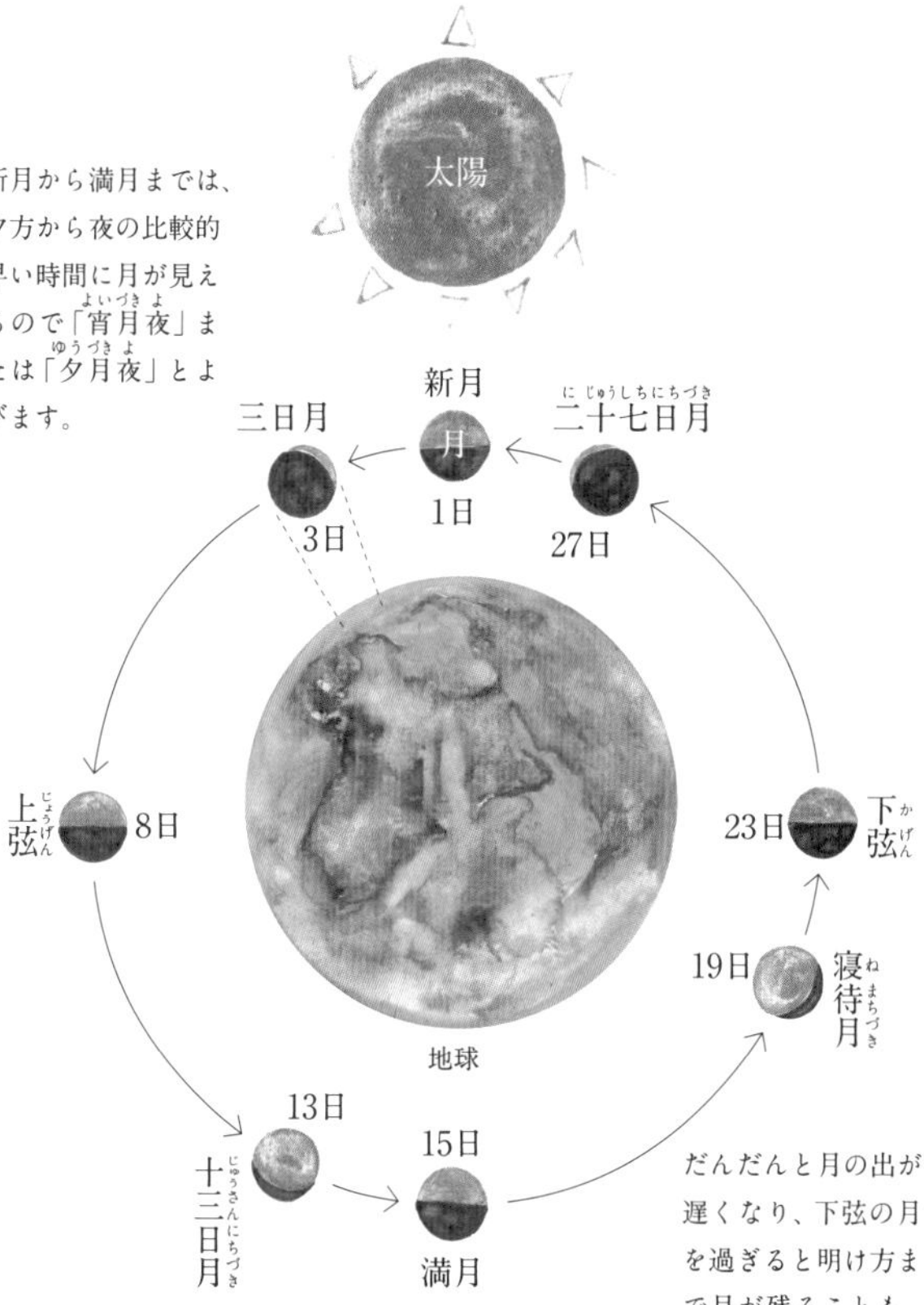

だんだんと月の出が遅くなり、下弦の月を過ぎると明け方まで月が残ることも。これを「朝月夜《あさづくよ》」とよびます。

月の満ち欠けのしくみ

地球から見える月の表面のどの部分に太陽の光があたるかで、三日月や半月など、月の形が変わって見えます。

奥ゆかしい名称も月の魅力のひとつ

月は古来、さまざまな名称でよばれています。時代により、または地域によってもよび方に違いがあったとか。

日づけを表す名前が基本ですが、これは前述したように、旧暦時代は月がカレンダーの役割をしていたためです。実用を兼ねた名称といえます。

それとは対照的に、じつに奥ゆかしい名称もあります。

十六夜を「いざよい」と読むのは、「ためらう」という意味の「いさよう」が語源です。大和言葉のやさしさと、優雅な雰囲気が感じられます。

その名の由来を知れば、月を眺める楽しみも増えそうです。

いろいろな月の名まえ

新月《しんげつ》・朔《さく》

旧暦月の1日目

旧暦では月のはじめの日の月。肉眼では見えない月で、闇夜です。

古くは三日月を新月とよぶことがあったとも。

1日

新月
朔（一日）

二日月《ふつかづき》

旧暦月の2日目

肉眼ではぼんやりと見える程度です。とくに旧暦8月2日の月を、季語では「二日月」ということも。

2日

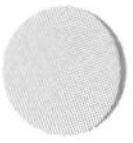

二日月

三日月《みかづき》

旧暦月の3日目

現在でもなじみのある月の名称です。この頃になると、はっきりと月の輪郭を見ることができます。

その形が女性の眉に似ているところから「眉月《まゆづき》」という優雅な異称もあります。

3日

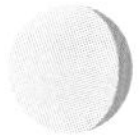

三日月
眉月

七日月《なのかづき》・上弦《じょうげん》の月《つき》

旧暦月の7日目〜8日目

新月と満月の中間頃に出る半月です。右半円状で、やや傾いて見えます。弓を張ったような形に見えることから、上弦の月、弓張月《ゆみはりづき》などともよばれます。月の明るさは、満月の12分の1くらいです。

7日

七日月
上弦の月
弓張月

十三日月《じゅうさんにちづき》・十三夜月《じゅうさんやづき》

旧暦月の13日目

旧暦9月13日の十三夜は、とくに月が美しいとされ、古くから宮中では月見の宴（後の月見）が催されたそうです（→166頁）。

13日

十三日月
十三夜月

十四日月《じゅうよっかづき》・小望月《こもちづき》

旧暦月の14日目

望月《もちづき》は満月のこと。その前夜に出ることから小望月ともよばれます。望にちかい（幾）月、という意味で「幾望《きぼう》」のほか、待宵月《まつよいづき》とよぶことも。

14日

十四日月
小望月
待宵月

十五日月《じゅうごにちづき》・満月《まんげつ》

旧暦月の15日目

満月は日没とほぼ同時に出ます。この夜は古くからさまざまな行事が行われてきました。まん丸の月の形とその明るさは、古人たちにとって特別なものだったのでしょう。

15日

十五日月
満月
望月《もちづき》

十六日月《じゅうろくにちづき》・十六夜《いざよい》

旧暦月の16日目

満月と変わらないようですが、少し欠けた形です。満月以降は月の出が遅くなります。この日の月も出るのをためらう様子があることから「ぐずぐずする」という意味の「いさよう」から「十六夜《いざよい》」の名が。

16日

十六日月
十六夜

十七日月《じゅうしちにちづき》・立待月《たちまちづき》

旧暦月の17日目

夜の早い時間に出る月です。立って待っていても、疲れないうちに出ることから立待月ともよばれます。

17日

十七日月
立待月
十七夜月

十八日月《じゅうはちにちづき》・居待月《いまちづき》

旧暦月の18日目

居待とは座って待つ、という意味です。前日より月の出が遅くなり、立って待つには疲れるので、座って待とうというわけです。座待月《ざまちづき》ともよばれます。

18日

十八日月
居待月
座待月

十九日月《じゅうくにちづき》・寝待月《ねまちづき》

旧暦月の19日目

ますます月の出が遅くなるので、とうとう寝て待つ月、ということです。寝ると同じ意味の「臥《ふ》す」にちなみ、臥待月《ふしまちづき》の異称もあります。

19日

十九日月
寝待月
臥待月

二十日月《はつかづき》・更待月《ふけまちづき》

旧暦月の7日目～8日目

更待月とはその名のとおり、夜もふけてからようやく出る月です。おおよそ21時30分頃から22時30分頃に出る月です。電気のない昔は、これでも夜ふけの感覚なのでしょう。

20日

二十日月
更待月

二十三日月《にじゅうさんにちづき》・下弦《かげん》の月《つき》

旧暦月の22～23日目

二十三夜月《にじゅうさんやづき》ともいわれます。満月から新月までのほぼ中間に出る半月で、上弦の月とは反対に左半円状になります。夜半に出て、昼近くまで残る有明の月です。

23日

二十三日月
下弦の月

三十日月《みそかづき》・晦《つごもり》（晦日）

旧暦月の30日目

この日は新月と同じように、肉眼では月が見えません。月の光が隠れて見えなくなる頃を意味する「月《つき》隠《ごもり》」が「つごもり」になり、各月の最終日を晦《つごもり》とよぶようになりました。12月の最終日を大晦《おおつごもり》といいます。

30日

三十日月
晦（晦日）

月の歳時記

有明《ありあけ》の月《つき》、夕月《ゆうづき》

旧暦の16日目以降に出る月を、有明の月といいます。満月の後の月は出るのが遅く、夜明けになっても空に残っているため、こうよばれました。「朝《あさ》月夜《づくよ》」（→151頁）も同じ意味です。いっぽう、夕方に見える月を夕月と呼び、有明の月とともに趣あるものとして、古くから親しまれてきました。万葉集など歌にも多く詠まれています。

月を生かす

月の周期を健康管理に

月が潮の満干と密接な関係にあるように、人間の血液も月の影響を受けるといわれています。満月は病気が治りにくいとか、出血の量が多くなるので、大きな手術などは避けたほうがいいとも。

また、新月から満月へかけては、月が太っていくように、人間のからだも吸収がよく、好調なようです。

反対に満月から月末にかけては、月がやせていくように、不要なものを排除したり、静かにからだを整えたりする時期になるともいわれます。

月に学ぶ

歴史の日づけで月を読む

明治時代までは旧暦が使われていたので、歴史上の多くの事件は旧暦の日付けです。旧暦を知れば、その季節感もわかると同時に月の形（月齢）も一目瞭然です。

たとえば、本能寺の変が起こったのは、天正10（1582）年6月2日です。二日月はほとんど闇夜、明智光秀《あけちみつひで》は織田《おだ》信長《のぶなが》を闇討ちにしようとしたと考えられます。ちなみに半月は、満月の12分の1の明るさといわれます。

旧暦の日付けから月齢を読めば、独特の視点から歴史を楽しむこともできます。

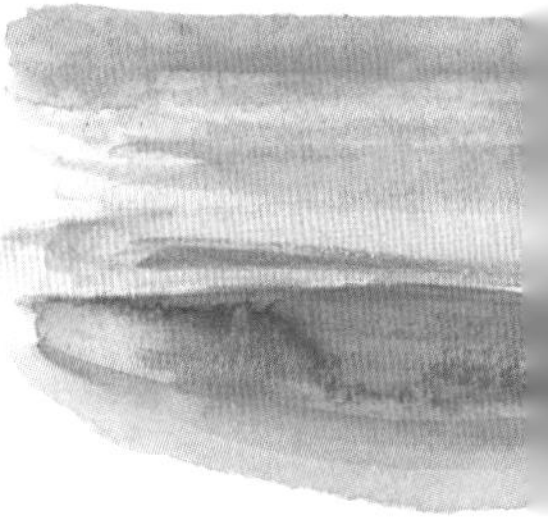

月の不思議

新月と満月のパワー

新月や満月には不思議なパワーがある、と昔からいわれています。人間のお産もこの頃が多いとか。妊娠期間と月のバイオリズムが合うから、ともいわれます。

動物も上弦や下弦の半月の頃よりも、新月や満月の頃のほうが活動的になります。

また、種まきも日本では昔から満月の日に行う風習がありました。植物の苗を苗床から畑へ移す定植は、新月に行ったといいます。ガーデニングや家庭菜園でも参考になりそうな話です。

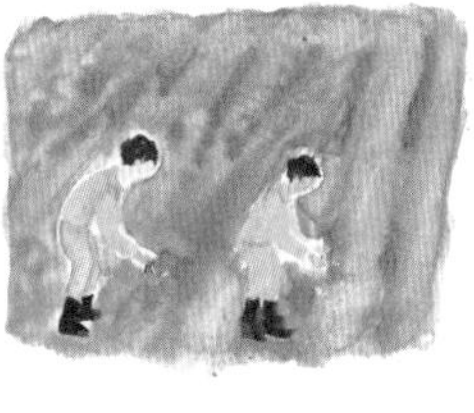

潮《しお》の干満《かんまん》

（満ち引き）

月の朔望《さくぼう》と潮の干満の関係

月の満ち欠け（朔望）は、海の潮の満ち引き（干満）と密接な関係があります。潮の干満は、月と太陽の引力によって海水が盛り上がる現象です。

潮が満ちた状態を満潮《まんちょう》、潮が引いた状態を干潮《かんちょう》といいます。1日のうちに満潮→干潮→満潮→干潮のサイクルを繰り返します。満潮（干潮）から次の満潮（干潮）までは、約12時間です。これが海の息吹のようなリズムとなって続いていきます。

さらにひと月の間では、満潮と干潮での水位の差（干満）が大きい時期、小さい時期を2回繰り返します。

新月と満月の頃は月と太陽の引力が合わさることで、干満の差が最大になります。これを大潮《おおしお》とよびます。そ

潮の干満 1日のリズム

図のようなサイクルを繰り返すのが、干満の1日のリズム。

※標準的な一例です

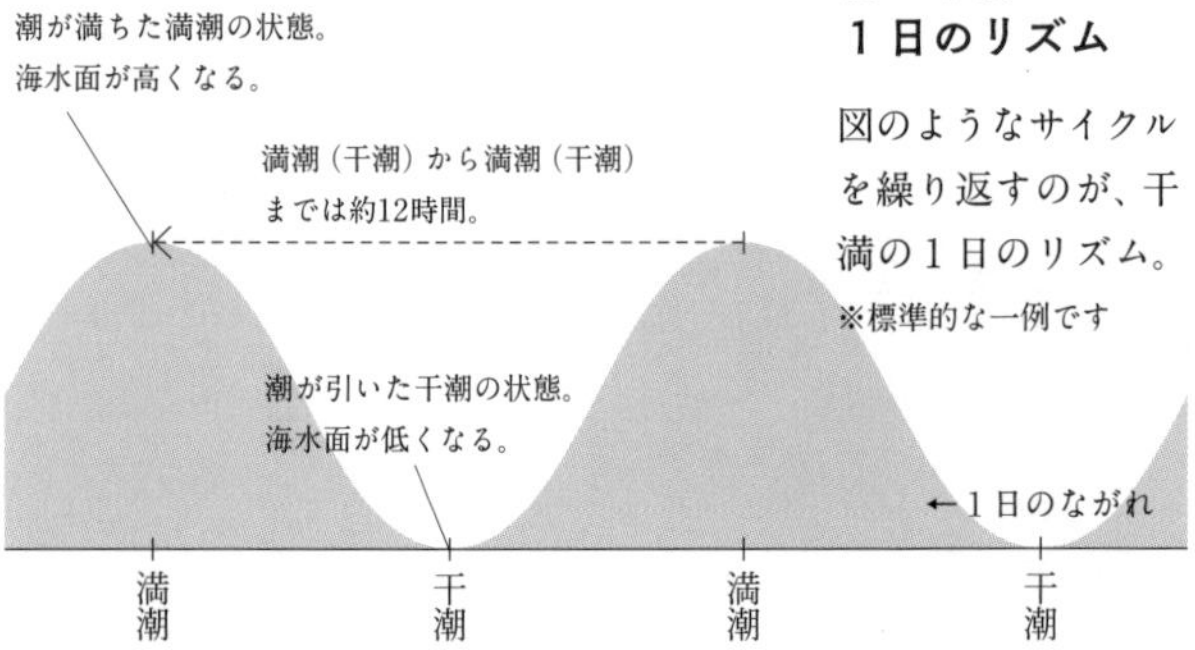

潮が満ちた満潮の状態。
海水面が高くなる。
満潮（干潮）から満潮（干潮）
までは約12時間。
潮が引いた干潮の状態。
海水面が低くなる。
←1日のながれ
満潮
干潮
満潮
干潮

の中間にあたる、上弦と下弦の月の頃は太陽と月の引力が打ち消し合い、干満の差は最小になります。これが小潮《こしお》です。

繊細な変化を表す潮の名まえ

潮には5つの種類があります。前述した干満での水位の差が最大になる大潮、最小になる小潮のほか、その間で干満の差が中ぐらいになるのが中潮《なかしお》です。

さらに、小潮の後の1〜2日の潮を長潮《ながしお》といい、干満の差がまだ小さい頃です。そして長潮の翌日の潮を若《わか》潮《しお》といいます。

ここから再び大潮へ向けて、潮が大きくなるスタート地点です。こうして5種類の潮が、1カ月に2回めぐってきます。

潮の干満 1カ月のリズム

1カ月の中で、潮の干満が下の図のようなサイクルで繰り返されます。※標準的な一例です。

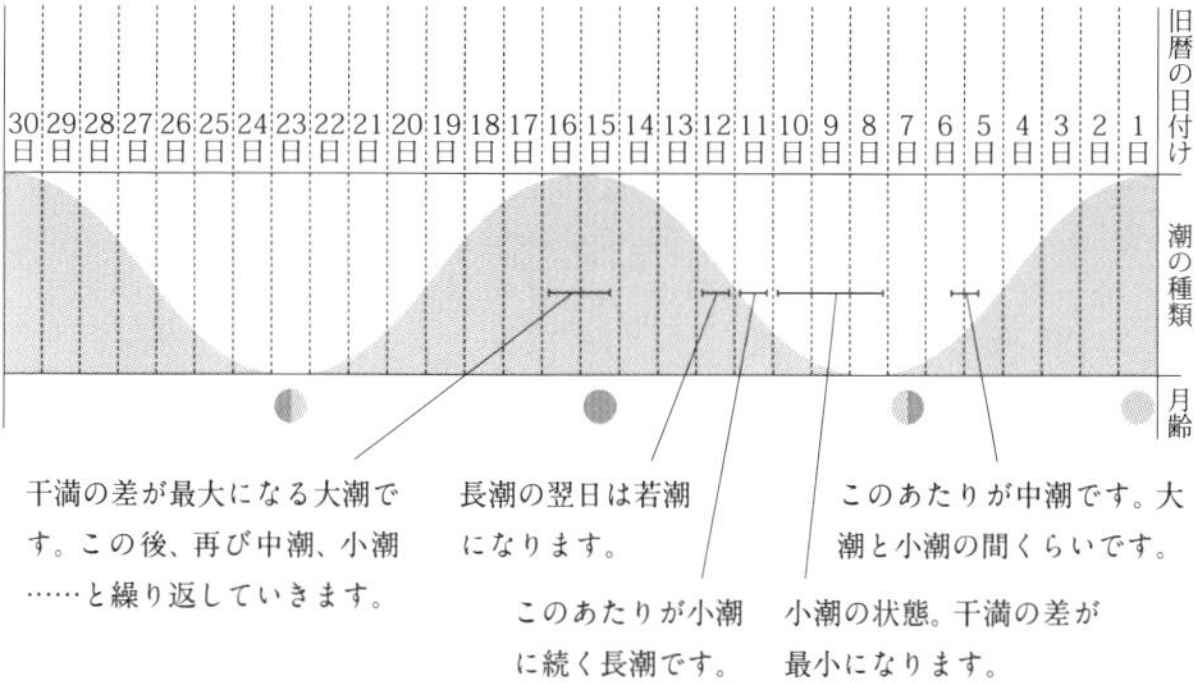

旧暦の日付け
1日 2日 3日 4日 5日 6日 7日 8日 9日 10日 11日 12日 13日 14日 15日 16日 17日 18日 19日 20日 21日 22日 23日 24日 25日 26日 27日 28日 29日 30日
潮の種類
月齢
干満の差が最大になる大潮です。この後、再び中潮、小潮……と繰り返していきます。
長潮の翌日は若潮になります。
このあたりが中潮です。大潮と小潮の間くらいです。
このあたりが小潮に続く長潮です。
小潮の状態。干満の差が最小になります。

潮の歳時記

潮の色で春を知る

春潮《はるしお》とは春の季語で、干満の差が大きい、ゆったりした春の潮の様を表しています。

また、春には潮の色が淡い藍色に変わり、独特の美しさに。野山の花や木々に春を感じるように、海に暮らす人たちは潮の変化で春の訪れを感じたそうです。

若潮迎《わかしおむか》え

若潮迎えは、元日の早朝に海水を汲《く》んで神様に供える年中行事です。静岡県にも初浜《はつはま》と呼ばれる、似たような行事があります。地域によっては海藻を使って神事を行うとか。

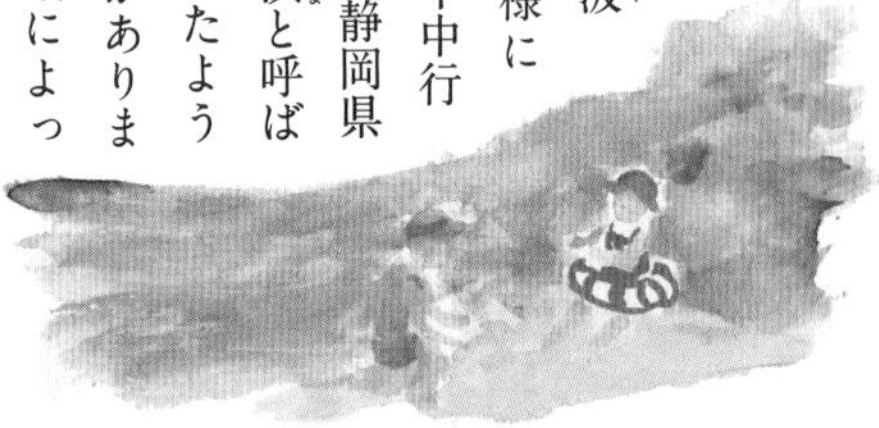

海に暮らす人々の年を迎えるよろこびと、神への感謝を表す行事だったのでしょう。

暦を生かす

潮干狩《しおひが》りや磯遊《いそあそ》びに

普段の生活に、潮の干満はあまり関係がないかもしれません。しかし、潮干狩りや磯遊びをするなら、満潮や干潮の時間がわかったほうが便利です。

満潮で海に入れない時間帯がわかれば、計画も立てやすくなります。

ちなみに、潮は満ちるときはゆっくりですが、引くときは速いものです。

潮に学ぶ

上げ3分、下げ7分!?

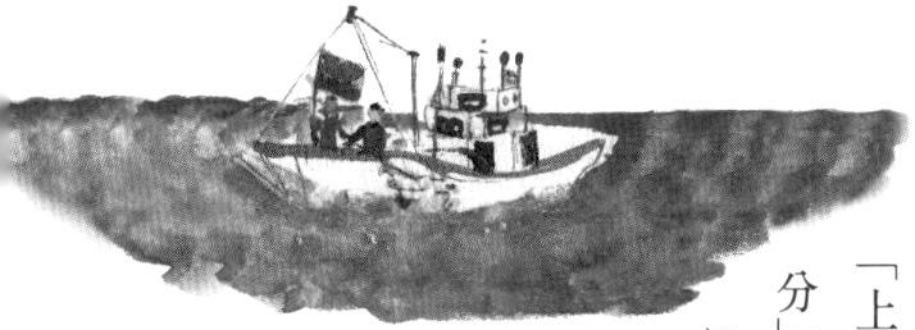

漁師の間では、潮と漁に関する言葉が伝承されています。

「上げ3分、下げ7分」とは、魚が活発に動いてよく釣れる潮時のこと。干潮から潮が満ちはじめる3分間と、満潮から潮が引きはじめる7分間くらいをさします。地方によっては、この時間帯を「潮がねじれる」というそうです。

潮の不思議

海の生きものと潮の関係

海の生きもののなかには、新月か満月の満潮時に産卵するものが多いそうです。

この時期はほぼ大潮にあたり、潮の満ち引きがとくに大きく、激しいとき。海水の移動も盛んなので、サンゴなどはタマゴがより遠くに運ばれ、自分たちのエリアが増えることを期待しているとも。

潮のリズムをよく知り、共生している海の生きものならではの行動といえるでしょう。

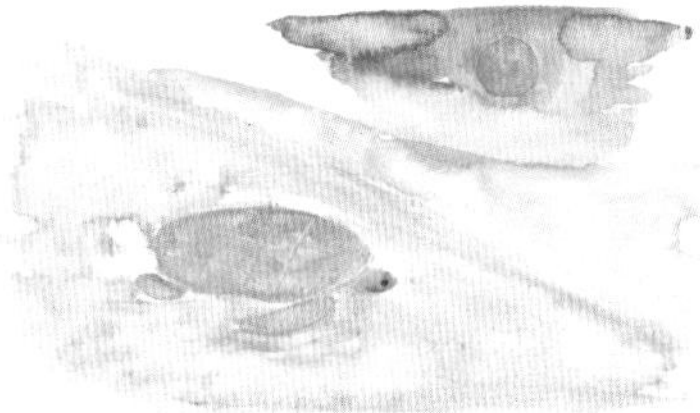

日の出・日の入り　月の出・月の入り

夏至《げし》と冬至《とうじ》の頃が日の出の分岐点

現在市販されている暦などには、東京の日の出・日の入りの時刻、月の出・月の入りの時刻がのっています。

日の出の時刻とは、太陽の上辺が地平線に接して見える時間を表しています。

日本で日の出の時間が最も早い時期は、二十四節気《にじゅうしせっき》の夏至より7日前あたりです。この頃から毎日、日の出が約1～2分ずつ遅くなっていきます。

逆に最も日の出が遅いのは、冬至からおよそ15日後です。その頃から日の出が約1～2分ずつ早くなっていきます。

月の出・月の入りと月齢の関係

月の出・月の入りと月齢には、一定の関係があります。

新月の頃は、月の出は日の出とほぼ同じ頃です。上弦《じょうげん》の月の頃は、正午頃に出ます。そして満月になると、日の入りに比較的近い時間になり、下弦《かげん》の月になると夜半になります。月の出は毎日、約50分程度遅くなっていきます。

月の入りは、新月には日の入りに比較的近い時間に。上弦の月には夜半頃、満月には日の出と同じ頃となります。

日の出・日の入りの時間

日の出や日の入りは、私たちにも季節の変わり目を実感させてくれます。季節の節目となる日で、日の出・日の入りの時間を比較してみました。

※標準的な年のある月を例にしています。

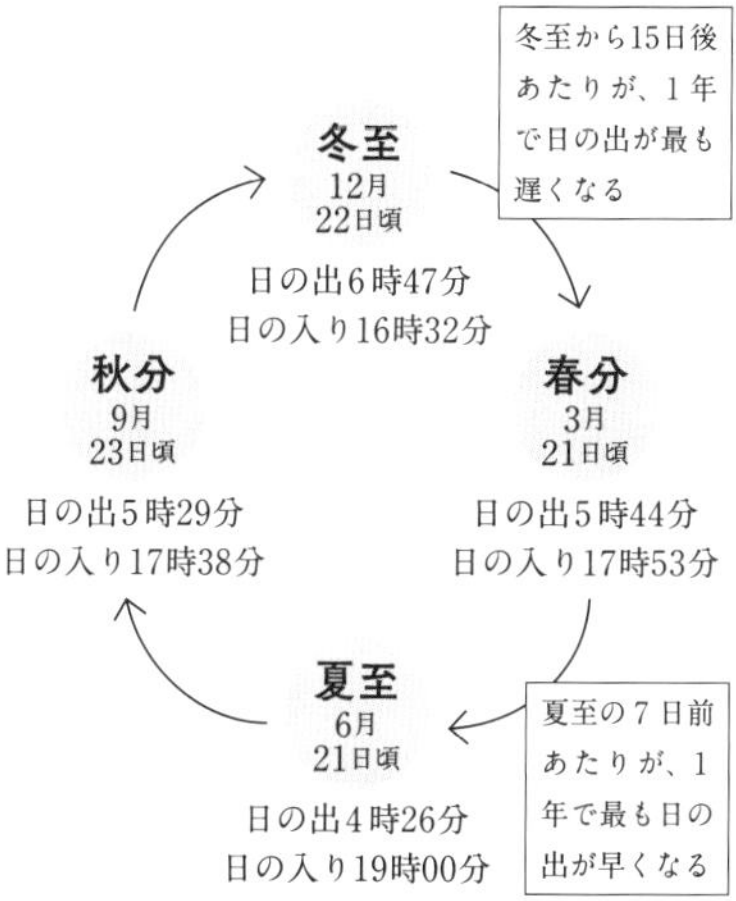

月の出・月の入りと月齢の関係

月齢によって月の出・月の入りの時間は、ほぼ決まってきます。また、日の出や日の入りの時間に近くなる場合があります。

※標準的な年のある月を例にしています。

月齢／時間	新月	上弦の月（半月）	満月	下弦の月（半月）
月の出の時間	6時53分	12時26分	18時30分	0時55分
日の出の時間	6時48分	6時44分	6時38分	6時31分
月の入りの時間	17時54分	1時37分	6時56分	11時34分
日の入りの時間	16時56分	17時05分	17時12分	17時20分

月の入りと日の入りが近い時間になる

月の出と日の入りが近い時間になる

月の出と日の出がほぼ同じになる

月の入りと日の出がほぼ同じになる

column

月を愛でる楽しみ

月見は神への感謝と行楽のひとつ

名月や満月だけが月ではない

日本人は古来、月を愛でることを楽しみとしてきました。「観月《かんげつ》」「雪月花《せつげつか》」など、月を美しく風流なものとしてきた文化が言葉にも残されています。

いっぽう、お月見には神や収穫への感謝を表す意味や、月そのものを祀《まつ》る、といった生活に即した面もあります。

いずれにせよ、月を見ることは格式ばったものではなく、行楽気分でお供えものをいただき、家族や仲間と団らんする時間、という意味が大きかったのではないでしょうか。

名月や満月だけにこだわらず、好きな季節や、好みの形の月で、月を眺めるひとときも楽しいものです。

月待ちの行事を楽しむ

月を祀《まつ》り飲食をして楽しむ

昔は十五夜《じゅうごや》や十三夜《じゅうさんや》ばかりではなく、さまざまな形で月見を楽しんでいたようです。

江戸時代には「月待ち」という行事が盛んでした。十三夜、十五夜、十七夜《じゅうしちや》、二十三《にじゅうさん》夜《や》など、特定の月齢の日に月見をする行事です。

多くの人たちが集まって供《く》物《もつ》をささげ、月の出を待ち、月を見ながら飲食をともにします。

いわば庶民の月見の宴。女性の参加が多かったともいわれ、今なら月見の女子会になるでしょうか。

「待ち」には月を待つ意味と、月をまつる（祀る）の意味もありました。月への信心とともに、息抜きの楽しみがあったようです。

こんな月見なら現代でも楽しめそうです。

十五夜を楽しむ

古くから知られた中秋の名月

十五夜は中秋の名月ともよばれ、旧暦8月15日に行われてきた月見の行事です。現在では旧暦の日づけを新暦に換算して行うので、例年9月中旬前後になります。

中国から平安時代に伝えられた風習とされ、それがやがて貴族から武士、町民へと広まったようです。

十五夜のしきたり
秋の収穫をお供えする

十五夜には月をはじめとする自然や宇宙への感謝とともに、実りの秋、収穫物への感謝の意味もありました。

そこで月見の行事では月見団子のほか、この頃に収穫期を迎える里芋を供えます。また、薄を飾るのは稲の穂に見立て、豊作を願うことからです。

十五夜の歳時記
十五夜が曇りのときは!?

十五夜が悪天候で見えないとき、昔の人は名月を惜しみ、待宵月《まつよいづき》、十六夜《いざよい》、寝待月《ねまちづき》などの名称を十五夜前後の月につけました（→153～155頁）。また、季語では、雨や曇り空で名月が見えないことを「雨名月《あめめいげつ》」や「無月《むげつ》」などと風流に表現します。

十三夜を楽しむ

十五夜とペアで親しまれた日

十三夜は、旧暦9月13日の夜に行う月見の行事です。現在では例年10月中旬から下旬頃になります。

十三夜は後の月見ともいわれ、十五夜の月見と合わせて見るものとされました。これを二夜《ふたよ》の月といいます。十五夜をして十三夜の月見をしないと、片月見《かたつきみ》として嫌う風習がありました。

十五夜同様、十三夜にも月見団子、収穫期の栗や大豆、柿などをお供えします。

十三夜の歳時記

芋名月《いもめいげつ》、栗《くり》名月、豆《まめ》名月

十五夜は芋名月ともよばれます。これはその頃に収穫の時期を迎える里芋にちなんだもの。

また、十三夜には栗名月とか豆名月の異名も。これもこの時期に栗や大豆が収穫されるからです。

神への感謝、秋の実りへの感謝を意味する行事ならではの、親しみのあるよび方です。

十三夜に学ぶ

小説に描かれた名月の夜

『たけくらべ』などで知られる樋口一《ひぐちいち》葉《よう》の作品に『十三夜』があります。恋心を抱きながらも結ばれなかった男女が、どちらも傷心の身の上で数年後に再会する物語です。

十三夜の月明かりの下、多くを語らず別れていく姿が、趣たっぷりに描かれます。

また、すでに旧暦から新暦になっていた小説の舞台の明治20年代でも、庶民には月齢や旧暦が身近だったことが、そのタイトルや舞台設定からもうかがえます。

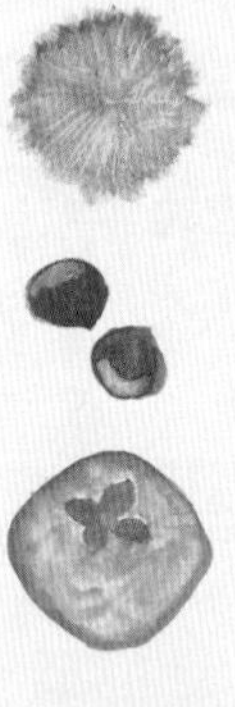

第4章

日々の吉凶と方位の吉凶

お日柄は日々を謙虚に生きる道しるべ

千年以上にわたり暦を飾ってきた暦注《れきちゅう》

「本日はお日柄もよく」といったフレーズを聞いたことがあると思います。このお日柄とは、古くから暦に載せられていた暦注というものです。毎日の吉凶や禁忌《きんき》を示すもので、現代でいえば占いや運命判断といったところでしょうか。

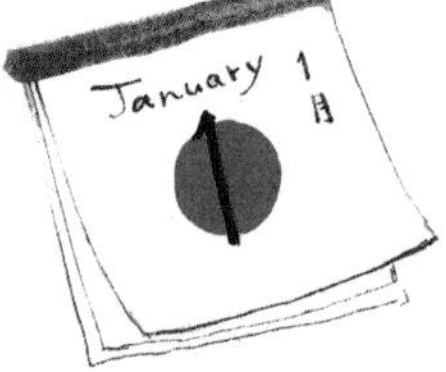

　暦注の歴史は古く、陰陽五《いんようご》行説《ぎょうせつ》（→183頁）や易経などから発生した日々の禍福《かふく》や禁忌などが、古代中国で暦に記されるようになりました。日本にも古くから伝えられ、日本最古の暦『具注暦《ぐちゅうれき》』にも記載されているほどです。

　かつてはその数が数百にも及んだ時期があったようですが、新しくできては消え、という繰り返しの中で、現代でも知られているのは20〜30ほどでしょうか。

　有名なところでは大安《たいあん》や仏《ぶつ》滅《めつ》といった六曜《ろくよう》、三隣亡《さんりんぼう》や三《さん》伏《ぷく》などが、カレンダーでよく目にするものです。このほかにも干支《えと》、雑注《ざつちゅう》、十二直《じゅうにちょく》、二十八宿《にじゅうはっしゅく》、下段《げだん》など、多くの暦注が伝えられています。

長く受け継がれてきた意味を知るきっかけに

科学の進んだ現代では「暦注なんて迷信」と簡単に片付ける人も多いでしょう。たしかに怪しい内容のものもありますが、古くから伝わる文化のひとつとして、どんなものかを知ることもいいのではないでしょうか。連綿と受け継がれたものから、昔の人々の知恵や考え方を学ぶ機会になるかもしれません。

また、暦注には吉日《きちじつ》よりも凶日《きょうじつ》のほうが多いようです。これは日々を慎んで暮らす、という謙虚な生活態度を教えているようにも思えます。

暦注の楽しみ方吉日や悪日だけに注目

現代でも結婚式や家の棟上《むねあ》げなど、吉事を行う際に日の吉凶を調べる人がいます。「暦注や占いなんて信じない」と思っていても、大事な場面ではつい気にしてしまうのが人情です。ただし、のめりこみ過ぎて、とらわれては弊害があります。ほどほどに、むしろ楽しみながら活用すればいいのでは。

たとえば、大吉日や吉日だけを手帳やカレンダーに記入しておけば、その日は「何かいいことがあるかも」と少し心がはずむのではないでしょうか。たとえ何もなくても、「無事に過ごせただけでよい日」と感謝の気持ちになれます。

また、逆に大悪日《だいあくにち》や悪日を書きとめておけば「いつもより慎重にいこう」と謙虚な気持ちで行動できるでしょう。

旧暦時代の暦に見る暦注《れきちゅう》

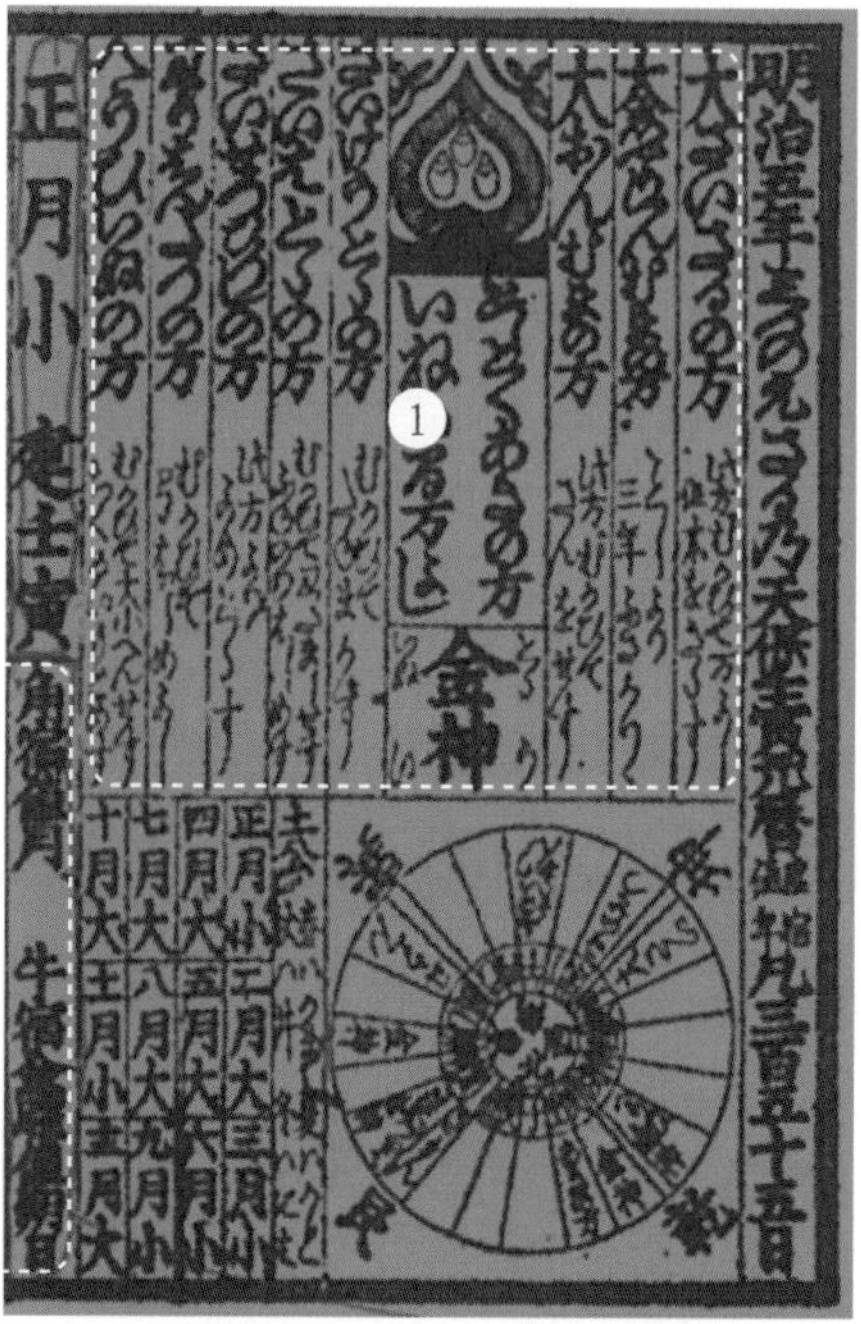

旧暦時代は暦注が今よりも盛んでした。暦の中の多くのスペースが①〜⑤のような暦注に割かれていることからも、当時の注目度がわかります。

① 方位神《ほういしん》

その年の吉方位や凶方位を表す。上段右から2列目に「大《たい》さいさるの方」とあるのは、この年は吉神である太歳神《たいさいしん》が申《さる》の方位に位置することを示している。

② 干支《えと》

十干《じっかん》と十二支《じゅうにし》を組み合わせた60種類の干支を日々に連続して配していく。これが多くの暦注の吉凶判断のベースになることも多い。

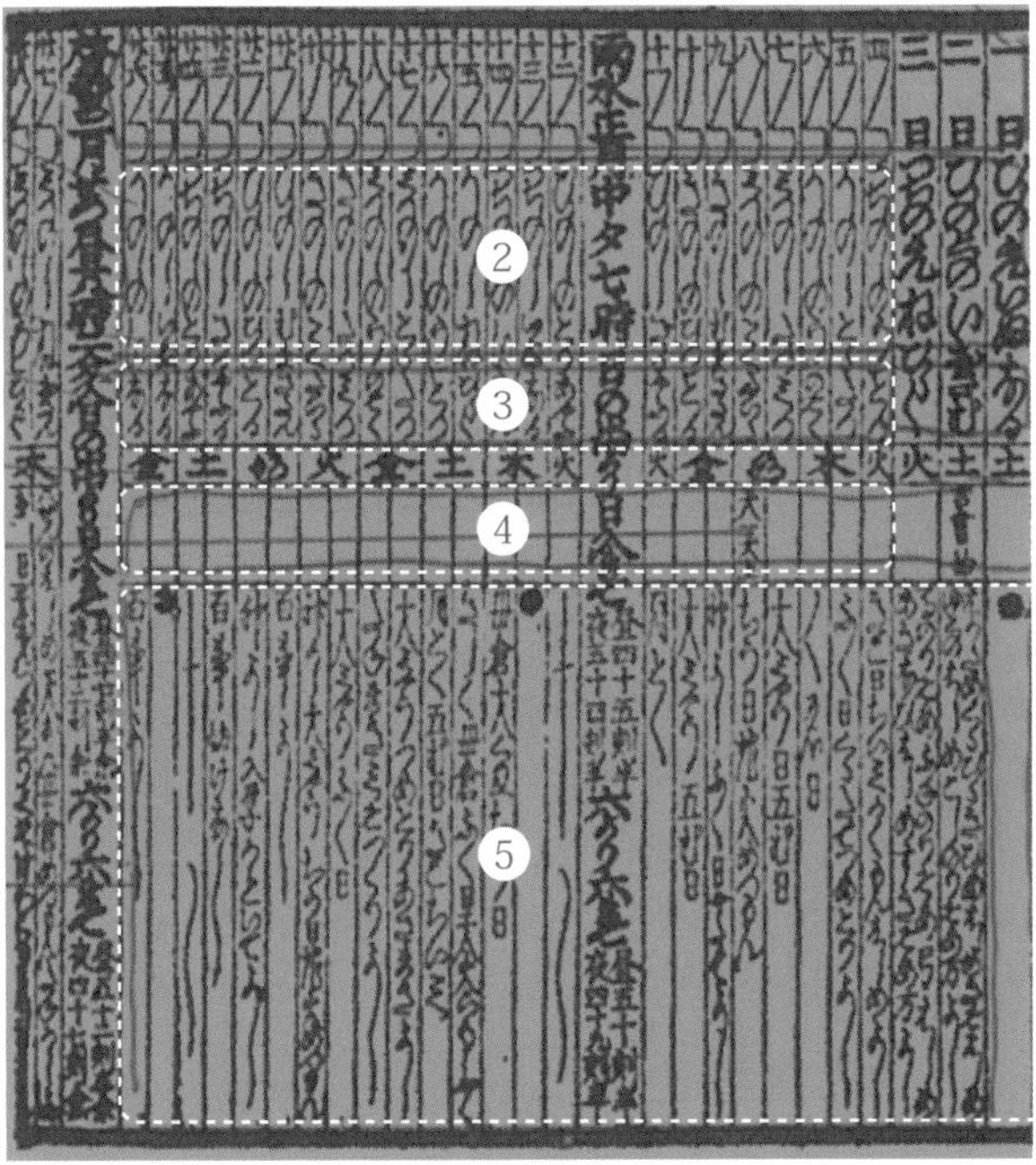

③ 十二直《じゅうにちょく》、中段《ちゅうだん》

江戸時代に最も重視された暦注。12種類の文字で日々の吉凶をあらわす。ちなみに1日は「成《なる》」、2日は「納《おさん》」。

④ 雑注《ざっちゅう》

六曜《ろくよう》や十二直、二十八宿以外の暦注をさす。8日に「天一天上《てんいちてんじょう》」が記されている。

③ 下段《げだん》

暦の下段あたりにのることが多い暦注。13日の欄にある●は「受死日《じゅしび》」とよばれる大悪日《だいあくにち》の印。1日のうちに、いくつかの暦注が重なっている。

ひと目でわかる暦注《れきちゅう》の吉日《きちじつ》、悪日《あくにち》（凶日）

さまざまな暦注を、吉日と悪日に分けて紹介します。
カレンダーや暦で目にしたら気にとめてみてください。
それぞれの項目では日取りも紹介しているので、
気になる日を自分で調べてみるのもいいでしょう。

吉日

特別な大吉日

天赦日《てんしゃにち》／一粒万倍日《いちりゅうまんばいび》／二十八宿《にじゅうはっしゅく》の鬼宿《きしゅく》（鬼《き》）

吉日

二十八宿《にじゅうはっしゅく》の牛《ぎゅう》・房《ぼう》・壁《へき》・奎《けい》・婁《ろう》・張《ちょう》

妊娠腹帯の着けはじめ

十二直《じゅうにちょく》の成《なる》・満《みつ》・建《たつ》

※十二支《じゅうにし》の戌《いぬ》の日、亥《い》の日も

神社参拝などの神事、祭り、祈禱

十二直《じゅうにちょく》の除《のぞく》・危《あやう》・定《さだん》／神吉日

善行をする、吉事（おめでたいこと）を行う

大明日《だいみょうにち》／天恩日《てんおんにち》

棟上げ、家屋の建築、増改築など

十二直《じゅうにちょく》の建《たつ》・定《さだん》・執《とる》・危《あやう》・成《なる》・納《おさん》／大明日《だいみょうにち》／母倉日《ぼそうにち》／月徳日《つきとくにち》

病気の治療、服薬

十二直《じゅうにちょく》の除《のぞく》・破《やぶる》

移転、引っ越し

大明日《だいみょうにち》／十二直《じゅうにちょく》の満《みつ》・平《たいら》・定《さだん》・成《なる》・納《おさん》・開《ひらく》

旅行

十二直《じゅうにちょく》の建《たつ》・成《なる》・開《ひらく》／大明日《だいみょうにち》

新しい服をおろす（着初め）

十二直《じゅうにちょく》の建《たつ》

種まき

十二直《じゅうにちょく》の執《とる》・危《あやう》・成《なる》

土を動かす、いじる

十二直《じゅうにちょく》の定《さだん》

訴訟ごと

六曜《ろくよう》の先勝《せんしょう》

悪日（凶日）

最低の大悪日

受死日《じゅしにち》

悪日（凶日、万事が凶の日）

六曜《ろくよう》の仏滅《ぶつめつ》／十方暮《じっぽうぐれ》／十死日《じゅうしにち》

婚礼

十二直《じゅうにちょく》の除《のぞく》／八専《はっせん》／不成就日《ふじょうじゅにち》／臘日《ろうじつ》／
重日《じゅうにち》／復日《ふくにち》／往亡日《おうもうにち》

お葬式

六曜《ろくよう》の友引《ともびき》／十二直《じゅうにちょく》の納《おさん》・開《ひらく》／地火日《じかにち》

神事、祈禱

臘日《ろうじつ》

法事やお墓参りなどの仏事

八専《はっせん》／重日《じゅうにち》

棟上げ、家屋の建築、増改築など

三隣亡《さんりんぼう》／天火日《てんかにち》

病気の治療、服薬

十二直《じゅうにちょく》の満《みつ》／三伏《さんぷく》、重日《じゅうにち》

鍼灸

十二直《じゅうにちょく》の納《おさん》／血忌日《ちいみび》

移転、引っ越し

十二直《じゅうにちょく》の執《とる》／不成就日《ふじょうじゅにち》／帰忌日《きこにち》／天火日《てんかび》／
往亡日《おうもうにち》

開店

六曜《ろくよう》の仏滅《ぶつめつ》／不成就日《ふじょうじゅにち》

契約ごと

不成就日《ふじょうじゅにち》

旅行、遠出

十二直《じゅうにちょく》の除《のぞく》・定《さだん》・執《とる》・納《おさん》／十方暮《じっぽうぐれ》／
三伏《さんぷく》／帰忌日《きこにち》／往亡日《おうもうにち》

願い、思いを立てる

不成就日《ふじょうじゅにち》

種まき

十二直《じゅうにちょく》の平《たいら》／三伏《さんぷく》／大土《おおづち》・小土《こづち》／重日《じゅうにち》／
地火日《じかにち》／歳下食《さいげじき》

土を動かす、いじる

十二直《じゅうにちょく》の建《たつ》・満《みつ》／三隣亡《さんりんぼう》／土用《どよう》／
大土《おおづち》・小土《こづち》／地火日《じかにち》

訴訟、争いごと

十二直《じゅうにちょく》の定《さだん》・成《なる》

六曜《ろくよう》

現代では最もポピュラーな暦注

暦注の中で現在最も知られているのが、この六曜ではないでしょうか。

ほとんどのカレンダーにのっていますし、結婚式やお葬式などのいわゆる「お日柄」を気にする人も多いようです。政府の公式行事でさえ、大安《たいあん》を選んで行われることがあるとか。

先勝《せんかち》、友引《ともびき》、先負《せんまけ》、仏滅《ぶつめつ》、大安、赤口《しゃっく》の六つの星を六曜および、六曜星《りくようせい》が正式な名称となります。

後に紹介するように、それぞれの星が一定の決まりで日々に配され、その日の吉凶を示します。結婚式は大安の日がよく、葬儀は友引の日を避けるなどが、よく知られているところです。

六曜のはじまり

その起源については、わからないことが多いようです。中国で発生したといわれていますが、古くは日々の吉凶を

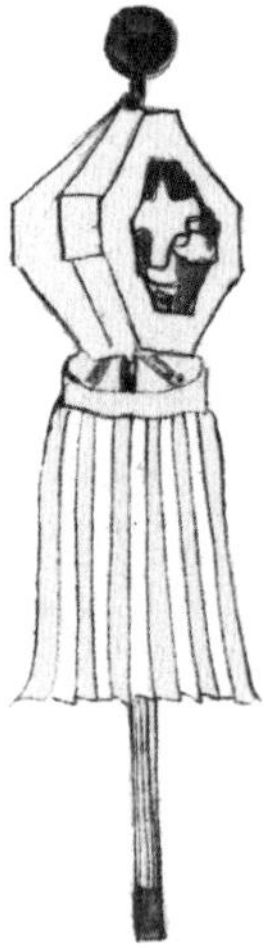

表すものではなく、1カ月30日を指の本数の5で割り、6日ずつの単位にしたとか。つまり現在の七曜と同じように、日にちを区別するために用いられたと考えられています。

日本には14世紀頃に伝わったとされ、次第に日本独自の名称や解釈に変わっていったようです。しかし、江戸時代末になるまでは、官暦《かんれき》（公認の暦）や民間の暦では紹介されず、ほんの一部の暦で見られただけで、あまり知られていなかったようです。

ところがどういうわけか、江戸時代の終わり頃から流行《はや》りだし、とくに太陽暦が採用された1872年（明治5年）以降、非合法に出版されていた通称「お化け暦」といわれる暦で紹介されてから、広く知られるようになりました。

その後、第二次世界大戦中の統制で一時はなりをひそめますが、戦後になって暦の出版が自由化されると、再び大流行して現在に至っています。

いわば迷信といえるようなものですが、物事のはじまりや晴れの行事は、いい日を選んでつつがなく進めたい、と願う気持ちがその人気を支えているのかもしれません。

六曜のしくみ

六曜は、先勝→友引→先負→仏滅→大安→赤口の順で毎日繰り返して、旧暦の月が変わるときに連続性を一度断ちます。

そして新しい月の1日からは、「決められた星」から再びスタートするしくみです
（→179頁、図表1）。

ここで注意したいのが「旧暦の月が変わる」ということです。現在の新暦のカレンダーで見ると、毎日繰り返していた六曜の規則性がプツリと途切れる日があります。

これがじつは旧暦の月が変わったことを示しています。ただし、多くのカレンダーには旧暦の日付けはのっていないので、六曜が不思議な規則性をもっているように見え、そこに神秘性を感じる人たちがいるわけです。

ところが、旧暦で見れば毎年同じ日に同じ星が配されることになります。元日は毎年必ず先勝ですし、2月2日は先負、3月3日は大安になります。

これでは何の面白味も不思議さもなく、日々の吉凶を見るには頼りなく感じます。そんなことから、旧暦時代には六曜があまり注目されなかったのでしょう。

大安にお葬式はやっぱりタブー!?

仏滅の意味（→181頁）やその名称から、六曜が仏教に関係するものではないか、と勘違いしている人がいるようです。

しかし、六曜は仏教はもとより、神道とも無関係のものです。ですからお寺や神社では、六曜を気にした行事の日取りなどはしていません。

そうすると、大安にお葬式をするのも、あながち不謹慎とはいえないかもしれません。ただし、「縁起でもない」と気にする人が多いのも事実。世間の風潮に従うほうが、無難なのかもしれません。

六曜の連続性のきまり

下の図表1のように、旧暦の月ごとに1日《ついたち》に配される星が決まっている（1月は先勝、2月は友引など）。その星から図表1のような順で月末まで繰り返し、旧暦の月が変わった時点でリセットされる。閏月《うるうづき》の場合も、月ごとのきまりに従う（例：閏3月は3月に同じ）。

図表1

1月・7月	先勝→友引→先負→仏滅→大安→赤口
2月・8月	友引→先負→仏滅→大安→赤口→先勝
3月・9月	先負→仏滅→大安→赤口→先勝→友引
4月・10月	仏滅→大安→赤口→先勝→友引→先負
5月・11月	大安→赤口→先勝→友引→先負→仏滅
6月・12月	赤口→先勝→友引→先負→仏滅→大安

六曜の連続性が切れるしくみ

新暦の2020年12月15日は、旧暦では11月1日。ここで旧暦の月が変わり、旧暦10月の星の繰り返しが途切れ、リセットされる。すると14日の先負の翌日は仏滅ではなく、11月1日に必ず配される大安（図表1参照）となる。そして、ここから11月の星の順番が繰り返されていく。

図表2

新暦 12月11日	12日	13日	14日	15日	16日	17日	18日	19日	20日
旧暦 10月27日	28日	29日	30日	11月 1日	2日	3日	4日	5日	6日
赤口	先勝	友引	先負	大安	赤口	先勝	友引	先負	仏滅

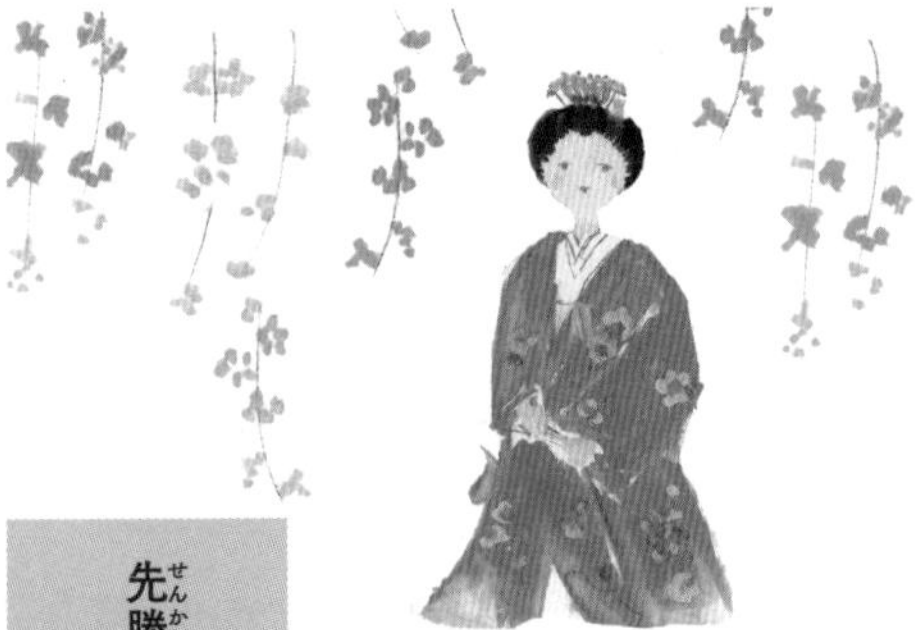

六曜星の意味

六曜は、さまざまなその日の吉凶を表しています。間違った解釈をされている場合もありますので注意してください。

先勝《せんかち》

「せんしょう」「さきかち」ともいわれる。多くの暦に「急ぐことよし、訴訟ごとよし」などと書かれ、万事に急ぐことがよいとされる日。人に先んずれば幸運を手にできる、という解釈もできる。また、「午前中が吉で午後悪し」と解説する暦もある。

友引《ともびき》

凶事や災いが友にも及ぶとされる日。この日に葬儀や法事を行うと「そこにいる誰かが死の世界に引かれる」という迷信が広まり、多くの暦でも葬儀をすることを慎む日としている。「朝晩は吉、正午だけ凶」と説明する暦もある。「ゆういん」と読む場合も。

先負《せんまけ》

「万事に平静であることがよし」とされる日。先勝の逆で、先んずればすなわち負ける、とされる。また、暦によっては「先へ行ってよくない」という解釈から、お見合いを避けたほうがいいとしている。「せんぷ」「さきまけ」と読む場合もある。

仏滅《ぶつめつ》

仏も滅亡するような最悪の日、という意味がある。何事もうまくいかず、この日に病気をすれば長引くとも。移転や開店を禁じる暦もある。もともとは、すべてがむなしいという意味の「物滅《もつめつ》」が転じたものとされ、お釈迦様の命日とは関係がないといわれている。

大安《たいあん》

「だいあん」ともよばれる吉日。たいへんにめでたい日、と暦で解説される。何ごとをするにもよい日で、この日に行うことで成功しないことはないとされる。とくに婚礼にはよい日とされ、現代では結婚式の日として定着している。

赤口《しゃっく》

「しゃっこう」「じゃっく」などの読み方もある。「正午前後だけ吉、朝夕は凶」とされる日で、とくに祝い事には大凶の日となっている。また「火の元に気をつけよ」とする暦や、赤が血を連想させることから、料理人など刃物を扱う職業は要注意の日とする暦もある。

干支《えと》（十干《じっかん》・十二支《じゅうにし》）

数千年絶え間なく続く年月のカウント

中国で生まれた十干と十二支は、もともとは別々に使われていました。しかし、紀元前の周《しゅう》の時代頃から組み合わされ、日を数えるのに用いられたようです。

十干と十二支の組み合わせで60個の干支ができることから「六十干支《ろくじゅうえと》」や「干支」とよばれるようになり、後には年を数える紀年法にも使われました。

中国の暦では紀元前から干支が年や日に配当され、これが日本の暦にも受け継がれています。つまり、現在に至るまで数千年もの間、干支による年や日のカウントが続いているのです。

たとえば日本史で習った幕末の「戊辰《ぼしん》戦争」は、「戊辰《つちのえたつ》」という年の干支から名前がとられています。また、カレンダーや暦の日づけの下に小さく「辛丑《かのとうし》」などと記されているのは、干支によって日を特定しているわけです。

このように干支は年、月、日を数えるのが本来の役割でしたが、次第に日々の吉凶を示す道具として使われるようになります。

とくに干支と陰陽五行思想が組み合わされると、雑注《ざっちゅう》（→188頁）などの暦注や、方位の吉凶（→220頁）などに利用され、さまざまな迷信や俗説として広まっていきました。

この日に棟上《むねあ》げをすると火災が起きるという「三隣亡《さんりんぼう》

(→190頁)」や、婚礼や法事の忌日といわれる「八専《はっせん》(→192頁)」などは、いずれも干支の組み合わせによって日の吉凶が示される代表的なものです。

陰陽五行思想とは

宇宙のあらゆるものは、相反する陰《いん》と陽《よう》の気のはたらきで盛衰するという考え方が陰《いん》陽説《ようせつ》です。人間のすべての営みも陰陽の変化に順応することで、秩序が保たれているとしています。

五行説《ごぎょうせつ》では、天地間のものは「木・火・土・金・水」の5つの要素で成り立っていて、森羅万象のすべてが木星、火星、土星、金星、水星の五惑星の精気の消長、盛衰に影響されるとしています。

このふたつの説が結びついて、古代中国で陰陽五行思想が生まれました。宇宙に存在するあらゆるものを陰と陽に分け、そこへ五行を割り当てるという思想です。

この考えは暦にも取り入れられ、とくに暦注など、暦を構成する要素として大きな存在になっています。

五行配当表

五行をさまざまな物ごとにあてはめた一例が、左の表。五行それぞれの気質を示す、物や事象を表している。

※鹹味―塩辛い味のこと。

五行	木	火	土	金	水
五色	青	赤	黄	白	黒
五時	春	夏	土用	秋	冬
五味	酸味	苦味	甘味	辛味	鹹味《かんみ》
五感	目	耳	鼻	口	皮膚
五臓	脾臓	肺臓	心臓	肝臓	腎臓
五方	東	南	中央	西	北

十干《じっかん》

十干は「甲《こう》、乙《おつ》、丙《へい》、丁《てい》、戊《ぼ》、己《き》、庚《こう》、辛《しん》、壬《じん》、癸《き》」からなり、紀元前の中国で生まれたといわれています。もともとは1カ月を上旬、中旬、下旬に分けた各10日間に、甲、乙、丙、丁と符号を配して、日を数えるために使われたようです。

後には、陰陽五行説と組み合わされて「兄《え》（陽）弟《と》（陰）」や「木火土金水」がそれぞれに配され、意味をもつようになります。

十干と陰陽五行思想の組み合わせ

十干に木、火、土、金、水を配し、さらに陰と陽に分けることで、それぞれの意味や気質が表される。たとえば甲と乙では、同じ木でも性質が違ってくる。

十干	五行	陰陽	気質
甲《こう》（きのえ）	木《き》の兄《え》	陽	大樹
乙《おつ》（きのと）	木《き》の弟《と》	陰	灌木
丙《へい》（ひのえ）	火《ひ》の兄《え》	陽	太陽の光熱
丁《てい》（ひのと）	火《ひ》の弟《と》	陰	提灯《ちょうちん》、ろうそくの火
戊《ぼ》（つちのえ）	土《つち》の兄《え》	陽	山、丘の上
己《き》（つちのと）	土《つち》の弟《と》	陰	田、畑の土
庚（かのえ）	金《か》の兄《え》	陽	剛金
辛《しん》（かのと）	金《か》の弟《と》	陰	柔金
壬《じん》（みずのえ）	水《みず》の兄《え》	陽	海、河、洪水の水
癸《き》（みずのと）	水《みず》の弟《と》	陰	水滴、雨露、小流の水

十二支《じゅうにし》

十二支は「子《し》、丑《ちゅう》、寅《いん》、卯《ぼう》、辰《しん》、巳《し》、午《ご》、未《び》、申《しん》、酉《ゆう》、戌《じゅつ》、亥《がい》」からなり、十干よりも古くから中国で使われていたとされます。もともとは1年12カ月の順序を示すための符号だったとも。

その後、未開地の人々に暦の普及をはかるため、それぞれの符号に動物の名称を配して覚えやすくしたといわれています。日本でも十二支といえば動物を思い浮かべますが、それぞれの文字と動物は何の関係もないようです。

十二支は12カ月の月に配されるほか、時刻を表すことにも使われました（↓次頁）。また、十二支で方角を示したことから、方位の吉凶（↓220頁）の解説にも頻繁に登場します。

十二支と陰陽五行思想の組み合わせ

十干と同じように、十二支にも陰陽五行思想が組み合わされ、それぞれに気質をもつようになる。

月	十二支	陰陽	五行
11月	子《し》（ね）	陽	水
12月	丑《ちゅう》（うし）	陰	土
1月	寅《いん》（とら）	陽	木
2月	卯《ぼう》（う）	陰	木
3月	辰《しん》（たつ）	陽	土
4月	巳《し》（み）	陰	火
5月	午《ご》（うま）	陽	火
6月	未《び》（ひつじ）	陰	土
7月	申《しん》（さる）	陽	金
8月	酉《ゆう》（とり）	陰	金
9月	戌《じゅつ》（いぬ）	陽	土
10月	亥《がい》（い）	陰	水

方位と十二支《じゅうにし》

十二支は方角を表すときにも使われました。

真北を「子」、真東を「卯」、真南を「午」、真西を「酉」として、時計まわりに十二支を配していきます。

北東には「丑」と「寅」が配されるので合わせて「うしとら」とよび、「艮《ごん》」の字があてられます。

残りの南東、南西、北西も同じように干支を合わせた名でよばれます。

円の中の文字は、十二支で時刻を表しています。子を午前0時として、2時間ごとに十二支を配していきます。

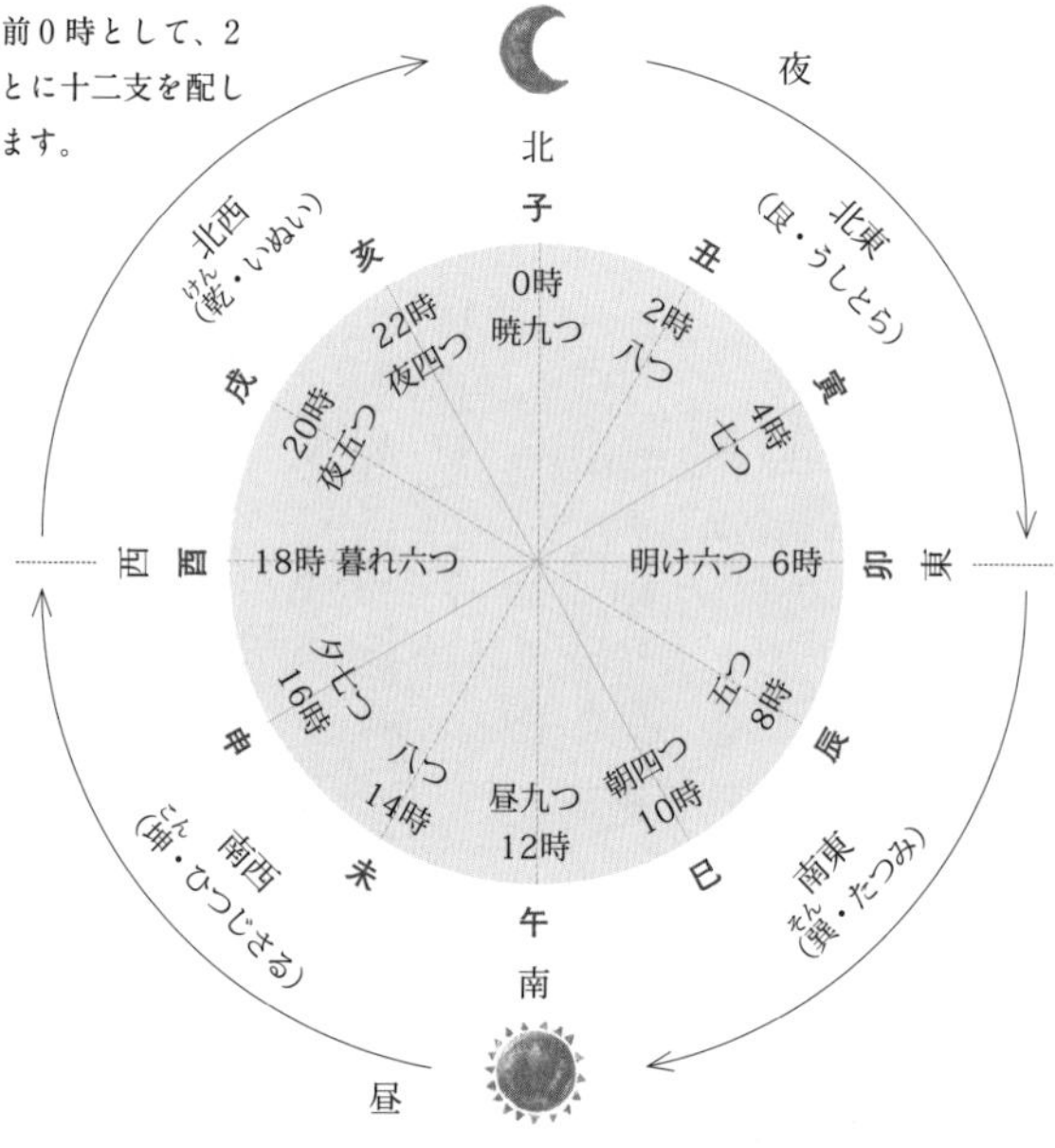

干支《えと》の組み合わせ

干支は、十干と十二支を初めから順番に組み合わせ、十干の「癸」まで合わせた後は「甲」に戻り、十二支の続きの戌と組み合わせます。こうして60通りの干支ができます。

それぞれの干支が持つ五行の組み合わせが、相生《そうじょう》(気が調和して相性がよい)、相剋《そうこく》(気が調和せず相性が悪い)、比和《ひわ》(同じ気が重なり盛んになる)といった関係を表し、暦注などに使われています。

六十干支(干支の○の中の文字は五行の気質を表す)

1	㊍甲《きのえ》	㊌子《ね》
2	㊍乙《きのと》	㊏丑《うし》
3	㊋丙《ひのえ》	㊍寅《とら》
4	㊋丁《ひのと》	㊍卯《う》
5	㊏戊《つちのえ》	㊏辰《たつ》
6	㊏己《つちのと》	㊋巳《み》
7	㊎庚《かのえ》	㊋午《うま》
8	㊎辛《かのと》	㊏未《ひつじ》
9	㊌壬《みずのえ》	㊎申《さる》
10	㊌癸《みずのと》	㊎酉《とり》
11	㊍甲《きのえ》	㊏戌《いぬ》
12	㊍乙《きのと》	㊌亥《い》
13	㊋丙《ひのえ》	㊌子《ね》
14	㊋丁《ひのと》	㊏丑《うし》
15	㊏戊《つちのえ》	㊍寅《とら》
16	㊏己《つちのと》	㊍卯《う》
17	㊎庚《かのえ》	㊏辰《たつ》
18	㊎辛《かのと》	㊋巳《み》
19	㊌壬《みずのえ》	㊋午《うま》
20	㊌癸《みずのと》	㊏未《ひつじ》
21	㊍甲《きのえ》	㊎申《さる》
22	㊍乙《きのと》	㊎酉《とり》
23	㊋丙《ひのえ》	㊏戌《いぬ》
24	㊋丁《ひのと》	㊌亥《い》
25	㊏戊《つちのえ》	㊌子《ね》
26	㊏己《つちのと》	㊏丑《うし》
27	㊎庚《かのえ》	㊍寅《とら》
28	㊎辛《かのと》	㊍卯《う》
29	㊌壬《みずのえ》	㊏辰《たつ》
30	㊌癸《みずのと》	㊋巳《み》
31	㊍甲《きのえ》	㊋午《うま》
32	㊍乙《きのと》	㊏未《ひつじ》
33	㊋丙《ひのえ》	㊎申《さる》
34	㊋丁《ひのと》	㊎酉《とり》
35	㊏戊《つちのえ》	㊏戌《いぬ》
36	㊏己《つちのと》	㊌亥《い》
37	㊎庚《かのえ》	㊌子《ね》
38	㊎辛《かのと》	㊏丑《うし》
39	㊌壬《みずのえ》	㊍寅《とら》
40	㊌癸《みずのと》	㊍卯《う》
41	㊍甲《きのえ》	㊏辰《たつ》
42	㊍乙《きのと》	㊋巳《み》
43	㊋丙《ひのえ》	㊋午《うま》
44	㊋丁《ひのと》	㊏未《ひつじ》
45	㊏戊《つちのえ》	㊎申《さる》
46	㊏己《つちのと》	㊎酉《とり》
47	㊎庚《かのえ》	㊏戌《いぬ》
48	㊎辛《かのと》	㊌亥《い》
49	㊌壬《みずのえ》	㊌子《ね》
50	㊌癸《みずのと》	㊏丑《うし》
51	㊍甲《きのえ》	㊍寅《とら》
52	㊍乙《きのと》	㊍卯《う》
53	㊋丙《ひのえ》	㊏辰《たつ》
54	㊋丁《ひのと》	㊋巳《み》
55	㊏戊《つちのえ》	㊋午《うま》
56	㊏己《つちのと》	㊏未《ひつじ》
57	㊎庚《かのえ》	㊎申《さる》
58	㊎辛《かのと》	㊎酉《とり》
59	㊌壬《みずのえ》	㊏戌《いぬ》
60	㊌癸《みずのと》	㊌亥《い》

雑注《ざっちゅう》（選日《せんじつ》）

生活に関わる吉凶が示される

六曜《ろくよう》（→176頁）や十二直《じゅうにちょく》（→202頁）以外の暦注《れきちゅう》を、雑注と総称する場合があります。

一般には三隣亡《さんりんぼう》、八専《はっせん》、三伏《さんぷく》、十方暮《じっぽうぐれ》、不成就日《ふじょうじゅび》、天一天上《てんいちてんじょう》、一粒万倍日《いちりゅうまんばいび》、大土《おおづち》・小土《こづち》をさしますが、ここではそのほかのものも紹介していきます。

このうち、三隣亡や八専などは現在でも耳にする機会が多いようです。

雑注の多くは干支の組み合わせの相性で、日の吉凶を判断します。建築や引っ越し、婚礼など、暮らしに身近な注意や禁忌《きんき》が示されます。

また、庚申《こうしん》や甲子《かっし》といった雑注は、干支と民間信仰が結びつき、神を尊《とうと》ぶ行事や祭りとして古くから庶民の間で行われていました。

暦を生かす

暦注が生き残るわけ

江戸時代には、数百の暦注があったそうです。それほど当時の人々の生活に暦注が根づき、親しまれていたわけです。農漁業をはじめとした仕事、そして生活の大部分が自然の力に左右されていた時代。また、見えない力で人生が決められると信じていた人々にとって、暦注は日々の行動の指針となっていたのでしょう。「何かにすがりたい」「道を示してもらいたい」と心迷うのは、今も昔も変わらないようです。

三伏《さんぷく》

酷暑の頃。旅行や婚礼の凶日

初伏《しょふく》、中伏《ちゅうふく》、末伏《まっぷく》の3日間を合わせて、三伏とよびます。種まきや療養、旅行、婚礼などを慎む日とされています。とくに末伏は最悪の日として恐れられていたとか。

中国や日本の古い暦にも登場し、息の長い暦注のひとつです。

新暦では7月中旬頃から8月上旬頃にかけて三伏が入り、まさに暑い盛りです。そこから「三伏の候、いかがお過ごしですか」などと、酷暑の頃の挨拶文にも使われます。

五行説では、夏には火の気が配されます（→183頁の表）。この盛んな火の気が、金の気が強い庚の日（→184頁の表）を圧伏《あっぷく》（力でおさえつける）することから、三伏とよばれたようです。

もともと五行では火と金は相性の悪い「相剋《そうこく》」の関係です。

三伏の日取りには諸説あります。その中で標準的なものは、夏至以降の3回目の庚の日を初伏、4回目の庚の日を中伏、立秋以降1回目の庚の日を末伏とする方法です。

三伏の日取

標準的な一例。※夏至や立秋が「庚の日」にあたる場合は、その日を1回目として数える。

初伏	夏至以降3回目の「庚の日」
中伏	夏至以降4回目の「庚の日」
末伏	立秋以降1回目の「庚の日」

三隣亡《さんりんぼう》

今もよく知られる、棟上《むねあ》げの悪日（凶日）

この日に棟上げや建築をすると、向こう三軒・両隣まで焼き滅ぼすといわれる凶日です。

大工さんや建築関係者には忌むべき日とされ、今でもこの日を避ける風習が残っているようです。高い場所へ上がるとケガをする、としている暦もあります。

もともと正式な官暦には登場していませんでしたが、明治15〜16年頃の秘密出版である「お化け暦」に記載されて広く知られるようになりました。今でもカレンダーによくのせられているようです。

江戸時代の一部の書物では三輪宝の字があてられ「建築や蔵建てによい日」とされ、めでたい日であったともいわれています。

三隣亡にあたる日は、次頁の上段の表のとおりです。月により亥《い》、寅《とら》、午《うま》のいずれかの日が該当します。

ただし注意したいのは、ここでのひと月は「節切《せつぎ》り」とよばれる方法で分けた1カ月です。節切りは二十四節気《にじゅうしせっき》をベースにした1カ月の決め方で、1月は「立春《りっしゅん》の日から啓蟄《けいちつ》の前日まで」とされます。こうして節切りされた1カ月を「節月《せつげつ》」とよびます。暦注の日取りでは、この節切りが多く使われています（↓次頁下段コラム）。

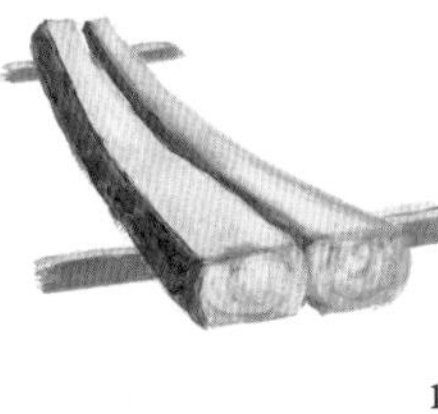

三隣亡の日取り

三隣亡は節切りの月ごとに、配される干支の日が決まっている。たとえば1月、4月、7月、10月は干支《えと》の「亥の日」が三隣亡になる。

1・4・7・10月	「亥の日」
2・5・8・11月	「寅の日」
3・6・9・12月	「午の日」

節《せつ》切《ぎ》りの12カ月（節月）

旧暦の時代には、1カ月の数え方が2種類あった。「月切《つきぎ》り」は旧暦の1日（朔日《さくじつ》）から月末の晦日までをひと月とするもので、「暦月《れきげつ》」ともよばれる。

これに対して「節切り」は、二十四節気の節気（→20頁）の日にはじまり、中気を間にはさんで、次の節気の前日までを1カ月とする。こちらは「節月」ともよばれる。月切りが一般的な暦の1カ月で、節切りは暦注の日取りなどに使われていた。

1月	立春の日～啓蟄の前日まで
2月	啓蟄の日～清明の前日まで
3月	清明の日～立夏の前日まで
4月	立夏の日～芒種の前日まで
5月	芒種の日～小暑の前日まで
6月	小暑の日～立秋の前日まで
7月	立秋の日～白露の前日まで
8月	白露の日～寒露の前日まで
9月	寒露の日～立冬の前日まで
10月	立冬の日～大雪の前日まで
11月	大雪の日～小寒の前日まで
12月	小寒の日～立春の前日まで

八専《はっせん》

婚礼や仏事を忌む日

八専はその日の干支に配されたた2つの五行の気が重なることから、天地も人も気の調和が崩れ、物事が順調に進まないといわれています。

また、八専は天気占いとしても庶民に広まっていました。八専のはじめの日（八専太郎《はっせんたろう》）が雨なら雨が続き、晴れならば晴天が続くなど、天気にまつわることわざが残されています。

もともとは築城や出陣、出兵の忌日《きにち》とされていましたが、江戸時代に庶民の間で浸透すると、家づくりや植樹の吉日、鍼灸《しんきゅう》や婚礼、仏事の凶日となっていったようです。

五行の気が揃《そろ》う干支が集中する期間

八専の日取りは、干支《えと》の組み合わせで決まります。60ある干支の中で「木と木」や「金と金」など、五行の同じ気の重なる日が12日あります。

しかもそのうちの8日が「49 壬子《みずのえね》」から「60 癸亥《みずのとい》」の12日間に集中しています（→187頁、干支の表）。

これに不思議を感じた昔の陰《おん》陽師《みょうじ》は、この12日間を特別な日としました。この期間に同じ気が揃う専一の日が8日あるため、そこから八専という言葉が生まれたようです。

12日間のうちの同気にならない4日は「間日《まび》」とよばれ、この日は何をしてもかまわないとされています。干支は1年間に6回めぐるので、八専も年間に6回、72日あります。

番号	干	支
49	㊌**壬**《みずのえ》	㊌**子**《ね》
50	㊌癸《みずのと》	㊏丑《うし》
51	㊍**甲**《きのえ》	㊍**寅**《とら》
52	㊍**乙**《きのと》	㊍**卯**《う》
53	㊋丙《ひのえ》	㊏辰《たつ》
54	㊋**丁**《ひのと》	㊋**巳**《み》
55	㊏戊《つちのえ》	㊋午《うま》
56	㊏**己**《つちのと》	㊏**未**《ひつじ》
57	㊎**庚**《かのえ》	㊎**申**《さる》
58	㊎**辛**《かのと》	㊎**酉**《とり》
59	㊌壬《みずのえ》	㊏戌《いぬ》
60	㊌**癸**《みずのと》	㊌**亥**《い》

八専の日取り

左の表は六十干支の一部を抜き出したもの。この12日間に十干《じっかん》と十二支《じゅうにし》の気が揃う日が8日ある（表の太字参照）。これが八専の日。また、同じ気が揃わない「50癸丑《みずのとうし》」「53丙辰《ひのえたつ》」「55戊午《つちのえうま》」「59壬戌《みずのえいぬ》」は間日という。「49壬子《みずのえね》」を八専始め、「60癸亥《みずのとい》」を八専の終わり、などと暦に記される。

右：日の干支

左：◯の中は五行の気質

暦に学ぶ　八専と天気

一般的に、八専の期間は雨が多いといわれてきたそうです。これは八専が水と水の気が重なる「壬子《みずのえね》」で始まり「癸亥《みずのとい》」で終わるからでしょうか。俗《ぞく》諺《げん》のひとつに「彼岸太郎、八専二郎、土用三郎、寒四郎」というものがあります。彼岸は初日、八専は2日目、土用は3日目、寒の入りは4日目にそれぞれ晴れて天気がよければ、その年は豊年になるとか。こうして見てくると、かつては八専が天候を予測する目安のひとつになっていたことが考えられます。昔の人の観察眼が正しいか、気にかけてみてはいかがでしょうか。

庚申《こうしん》　辛酉《かのととり》

民俗信仰として今も残る素朴な行事

庚申は干支の「57 庚申《かのえさる》」の日をさします（→187頁、表）。この日は金の気をもつ庚と申が重なるので、天地が金気で冷やかになり、人の心も冷酷になりやすいといわれた忌日です。1年に6～7回めぐってきます。

もともとは、人間の体内で悪行を監視する「三尸《さんし》の虫」が、庚申の夜に体内を抜け出て天帝《てんてい》（神）に人の悪事を報告する、という道教の伝説がありました。そこで、この日は神を祭り、夜を徹して酒盛りや会食をして、三尸の虫が天にのぼるのを防いだとか。これが庚申待《こうしんまち》、宵庚申《よいこうしん》とよばれる行事となり、江戸時代には民間で盛んに行われました。

また、仏教では庚申の本尊を帝釈天《たいしゃくてん》や青面金剛《しょうめんこんごう》に、神道では猿田彦神《さるたひこのかみ》に結びつけ、信仰の対象としています。「申」が「去る」と結びつき、この日の婚礼を忌む風習もあったとか。

干支の金の気が重なる冷ややかな日

干支の「58 辛酉《かのととり》」の日を辛《かのと》酉《とり》といいます（→187頁、表）。前述の庚申と同じように、干支の金の気が重なる日ですが、「辛」が金の気の陰にあたるので、庚申よりも冷ややかさが増すとされます。

古来、中国ではこの年に政治的な変革が起こるとされているとか。

甲子《かっし》　己《つちのと》巳《み》

大黒天を祭って夜更かしをする日

甲子は干支の最初の「1 甲《きのえ》子《ね》」の日をさします。「甲」に配された木の気と「子」の水の気の相性（→187頁、表）がよいことから、この年や日は吉とされました。また、六十干支の1番目の組み合わせが、60年後に再びめぐってくるめでたさも喜ばれたようです。

ねずみは大黒天《だいこくてん》の使者と考えられていたので、十二支の「子」と「ねずみ」を結びつけ、子の日には大黒天を祭ります（甲子《きのえね》祭《まつ》り）。

また、この日の夜は甲《こう》子《し》待《まち》とよばれる民俗行事が行われました。大豆、黒豆などを膳に供し、大黒天を祭って子の刻（23時〜1時頃）まで起きていたとか。

福や徳を分け与える弁財天を祭る日

己巳は干支の「6 己《つちのと》巳《み》」の日をいいます（→187頁、表）。今まで紹介した庚申待や甲子待と同じように、日を決めて神仏を祀《まつ》る行事です。

蛇が弁財天の使いと考えられていたところから、十二支の「巳」と蛇を結びつけ、この日に弁財天を祀《まつ》るようになりました。弁財天は、福や徳を分け与えてくれる神として知られています。

庚申、甲子とともに、己巳も江戸時代の略暦には必ず記載されていました。それほどポピュラーな庶民の行事だったといえます。

天一天上《てんいちてんじょう》

方角の神が地上を留守にする16日間

天一神《てんいちじん》とよばれる空想上の方角神が天にのぼり、地上を留守にする16日間を天一天上とよびます。この間は方角を気にせず、どこへ出かけるにも吉日とされました。

この天一神が地上にいる間は、八つの方位を順番にめぐっています。これを天一神遊行《ゆぎょう》とよび、その滞在する方角（塞《ふさがり》）は禁忌となります。そちらに向かっては万事を忌むべしとされ、とくに争いごと、殺生《せっしょう》、お産には祟りがあるとされました。

平安時代の貴族にも人気のあった暦注

この暦注は古い暦にものせられていて、とくに平安時代に流行し、天一神のいる方向を避けるため、方違《かたたが》え（→左頁「暦を生かす」）という知恵が生まれたようです。もともとは、戦闘の吉凶をつかさどる神だったともいわれます。

天一天上の日取りは、六十干支（→187頁、表）の「30 癸巳《みずのとみ》」の日から「45 戊申《つちのえさる》」までの16日間です。その後、天一神が地上に降りる「46 己酉《つちのととり》」からは、5〜6日ごとに位置を変えながら8つの方角をめぐり、44日間かけて「29 壬辰《みずのえたつ》」の日まで遊行します。そして45日目の「30 癸《みずのと》巳《み》」の日には、また天へのぼります。ちなみに、その年最初の天一天上初日を天一太郎といい、上吉日とされます。

天一天上の日取り

六十干支の「30癸巳」から「45戊申」までの16日間が、天一神が天へのぼっている期間となる。

43	37	31	
㊋丙《ひのえ》	㊎庚《かのえ》	㊍甲《きのえ》	
㊋午《うま》	㊌子《ね》	㊋午《うま》	
44	38	32	
㊋丁《ひのと》	㊎辛《かのと》	㊍乙《きのと》	
㊏未《ひつじ》	㊏丑《うし》	㊏未《ひつじ》	
45	39	33	
㊏戊《つちのえ》	㊌壬《みずのえ》	㊋丙《ひのえ》	
㊎申《さる》	㊍寅《とら》	㊎申《さる》	
	40	34	
	㊌癸《みずのと》	㊋丁《ひのと》	
	㊍卯《う》	㊎酉《とり》	
	41	35	
	㊍甲《きのえ》	㊏戊《つちのえ》	
	㊏辰《たつ》	㊏戌《いぬ》	
	42	36	30
	㊍乙《きのと》	㊏己《つちのと》	㊌癸《みずのと》
	㊋巳《み》	㊌亥《い》	㊋巳《み》

暦を生かす
方違《かたたが》えで禁忌の方角を避ける

天一神の塞のように、忌むべき方角へどうしても行かなければならないとき、古人はその方向へまっすぐ進まず、ジグザグに進路をとって進んだとされます。これを方違えとよび、神のいる方角を侵すことを慎むための知恵でした。出かける方角を気にする人は、こんな方法で禁忌を避けてはいかがでしょうか。

天一神の遊行日

地上での天一神は、以下のような順番で八方をめぐり、その滞在する方角が禁忌となる。

己《つちのと》酉《とり》の日から6日間	東北（艮）の方角
乙《きのと》卯《う》の日から5日間	東（卯）の方角
庚《かのえ》申《さる》の日から6日間	東南（巽）の方角
丙《ひのえ》寅《とら》の日から5日間	南（午）の方角
辛《かのと》未《ひつじ》の日から6日間	南西（坤）の方角
丁《ひのと》丑《うし》の日から5日間	西（酉）の方角
壬《みずのえ》午《うま》の日から6日間	西北（乾）の方角
戊《つちのえ》子《ね》の日から5日間	北（子）の方角

一《いち》粒《りゅう》万《まん》倍《ばい》日《にち》

何かをはじめるのに最良の日

「いちりゅうまんばいび」とも読む吉日です。一粒のモミが万倍に実って稲穂になる、ということから、何をはじめるにもよい日とされます。とくに開店、仕事はじめ、お金を出すこと、種まきには最適の日とされます。

　また、人に物を貸すのは吉ですが、人から借金をしたり物を借りたりすると、後で返すのに苦労するともいわれています。

　この日がほかの吉日と重なると効果が倍増となり、凶日と重なると効果が半減するといわれています。

　古い暦に「万倍」と記されていた時代がありましたが、江戸時代のある時期以降は姿を消し、新暦になると再び暦にのるようになりました。

　日取りの方法は、八専と同じように節切り（→191頁）で、月ごとに干支の日が決められています。

一粒万倍日の日取り

節切りによって日取りをする。ひと月に数回と多く配されるのも特徴。

1月	丑《うし》の日、午《うま》の日
2月	酉《とり》の日、寅《とら》の日
3月	子《ね》の日、卯《う》の日
4月	卯の日、辰《たつ》の日
5月	巳《み》の日、午の日
6月	酉の日、午の日
7月	子の日、未《ひつじ》の日
8月	卯の日、申《さる》の日
9月	酉の日、午の日
10月	酉の日、戌《いぬ》の日
11月	亥《い》の日、子の日
12月	卯の日、子の日

不成就日《ふじょうじゅにち》

何をしても報われない凶日

万事によくないとされる凶日です。

結婚、引っ越し、開店・開業、契約ごとなど、この日に物事を起こしても成就しないといわれています。さらに、願いごとや何かを思いたつことまで、うまく運ばないとする暦もあります。

旧暦時代の正式な官暦には登場しませんが、庶民の間で親しまれた暦には記載されていたようです。

六曜などと同様に幕府の目を逃れ、民間でひそかに用いられ、広められたのでしょう。あくまでも楽しみながら活用したい暦注のひとつです。現在でも運勢暦や開運暦、カレンダーなどでも目にします。

日取りの方法は月切り（→191頁）で、月によって配される日が決まっています。旧暦の8日ごとに、ひと月で4回めぐってきます。

不成就日の日取り

月切りによる旧暦の月ごとに日が決まっている。

1月・7月	3日、11日、19日、27日
2月・8月	2日、10日、18日、26日
3月・9月	1日、9日、17日、25日
4月・10月	4日、12日、20日、28日
5月・11月	5日、13日、21日、29日
6月・12月	6日、14日、22日、晦日（29日または30日）

十方暮《じっぽうぐれ》

八方ふさがりの厄日

　六十干支（→187頁、表）の「21　甲申《きのえさる》」から「30　癸巳《みずのとみ》」まで10日間をさします。八専は干支に配された五行の気が重なる期間でしたが、十方暮は干支の気が相剋（→187頁）する期間です。

　つまり相性の悪い気が同居する日が続くので、天地の和合が去り、万事うまくいかない厄日とされています。

　とくに婚礼、旅行、他人への相談ごとはいっさい慎むべし、とする暦もあります。

　もともとは「四方八方が閉ざされた」という意味から生じたとも、「途方に暮れる」の語呂合わせから十方暮となった、ともいわれています。

　いずれにしても八方ふさがりで、何をしてみてもどうにもならない10日間をさしたようです。

　現在ではあまり知られていませんが、江戸時代にはかなり重要な凶日だったようです。「23　丙戌《ひのえいぬ》」と「26　己丑《つちのとうし》」は相克の関係ではありませんが、10日間を通して影響を受けるとされます。

十方暮の日取り

「甲申」から「癸巳」までの10日間。

21	㊍甲《きのえ》	㊎申《さる》
22	㊍乙《きのと》	㊎酉《とり》
23	㊋丙《ひのえ》	㊏戌《いぬ》
24	㊋丁《ひのと》	㊌亥《い》
25	㊏戊《つちのえ》	㊌子《ね》
26	㊏己《つちのと》	㊏丑《うし》
27	㊎庚《かのえ》	㊍寅《とら》
28	㊎辛《かのと》	㊍卯《う》
29	㊌壬《みずのえ》	㊏辰《たつ》
30	㊌癸《みずのと》	㊋巳《み》

大土《おおづち》・小土《こづち》

土をいじることが禁忌になる期間

六十干支の「7　庚午《かのえうま》」の日から「13　丙子《ひのえね》」までの7日間を大土。「15　戊寅《つちのえとら》」から「21　甲申《きのえさる》」までの7日間を小土といいます。この期間は土を犯してはならないとされ、穴掘りや種まきなどの土いじりをいっさい慎む日とされています。

大土・小土の日取りは納音《なっちん》とよばれる運命判断からきています。現代では知られていませんが、江戸時代の暦ではよく知られたもので、干支に独自の方法で五行の気を配して、生まれ年や日々の運勢を判断します。大土・小土のはじまりの2日間が、納音では土の気に配されています。

臘日《ろうにち》

神事や婚礼を忌むべき日

大寒に近い「辰《たつ》の日」で、神事や婚礼の凶日とされています。

古代中国では猟でとらえた獲物を、神や先祖にささげる祭りが12月に行われました。その日が大寒に近い「戌の日」で、これを臘日とよんだそうです。

それが後に「辰の日」に変わったといわれます。

日本には祭りの風習は伝わらず、その名称だけが暦注《れきちゅう》として残りました。

また、臘日には大晦日《おおみそか》と同じ、1年の最後の日という意味もあります。

十二直《じゅうにちょく》

12の言葉で日々の吉凶を占う

十二直は「建《たつ》・除《のぞく》・満《みつ》・平《たいら》・定《さだん》・執《とる》・破《やぶる》・危《あやう》・成《なる》・納《おさん》・開《ひらく》・閉《とず》」の十二語を毎日に割り当て、日々の吉凶を占うものです。十二客《じゅうにかく》、十二建《じゅうにけん》などともよばれます。

もともとは古代中国で北斗《ほくと》七星《しちせい》に注目し、その柄杓《ひしゃく》のような形の柄《え》の部分（斗柄《とへい》）がさし示す方位で、時刻、日、季節を判別していました。やがてそれが、十二支が割り当てられた方位と結びつけられ、日々の吉凶占いに発展したといわれています。

日本最古の暦である具注《ぐちゅう》暦《れき》にも記載されているほど古いもので、旧暦時代は多くの人々に親しまれ、暦注といえば十二直をさすほどでした。暦の中段あたりにのることが多いので、「暦の中段」という異名もあります。

現在でも市販の運勢暦や開運暦などに見ることができ、気にかける人が少なくないようです。

節目の日「建《たつ》」から毎日にあてはめる

十二直の日取りは節切り（→191頁）で、「建」とよばれる節目の日が、各月ごとに決められています（→左頁の表）。たとえば起点となる11月は、二十四節気の大雪《たいせつ》の後の最初の「子の日」が「建」で、この日から「建・除・満・平・定・執・破・危・成・納・開・閉」を順番に毎日へあてはめて繰り返します。

ただし、二十四節気の節気の日（大雪、小寒《しょうかん》、立春《りっしゅん》、啓《けい》蟄《ちつ》、清明《せいめい》、立夏《りっか》、芒種《ぼうしゅ》、小暑《しょうしょ》、立秋《りっしゅう》、白露《はくろ》、寒露《かんろ》、立冬《りっとう》）だけは、前日の十二直を繰り返す決まりがあります。

各月の「建」の日

各月の「建」の日は下記のとおり。「建」の日から十二直を順番に配し、「閉」までいったら「建」に戻って繰り返していく。いずれも節切り（→191頁）の月なので注意したい。

11月	大雪後の最初の「子の日」
12月	小寒後の最初の「丑の日」
1月	立春後の最初の「寅の日」
2月	啓蟄後の最初の「卯の日」
3月	清明後の最初の「辰の日」
4月	立夏後の最初の「巳の日」
5月	芒種後の最初の「午の日」
6月	小暑後の最初の「未の日」
7月	立秋後の最初の「申の日」
8月	白露後の最初の「酉の日」
9月	寒露後の最初の「戌の日」
10月	立冬後の最初の「亥の日」

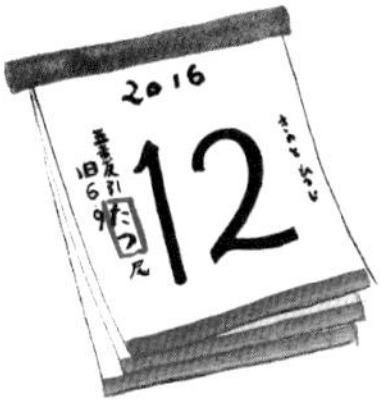

暦を楽しむ

小説の中の十二直

井原西鶴《いはらさいかく》の『好色五人女』の中に「中段に見る暦屋物語」という話があり、「おさん」という名の女性が主人公として登場します。この名前は十二直の「納」からとったもので、物語のタイトルも十二直が「暦の中段」とよばれていたことにかけています。まさに暦屋が舞台の話ならではのシャレがきいています。江戸時代には、いかに十二直が多くの人に親しまれていたか、こうしたところからもうかがえます。

十二直の吉凶

暦によって多少の解釈の違いがあるが、十二直の文字が、おおよその内容を表しているとされる。

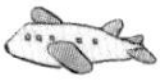

建《たつ》

新しい服をおろす、旅行をする、家の棟《むね》上《あ》げなどに大吉とされる日。ただし、土を動かす、蔵を開いて物を出す、などには凶とされる。

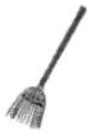

除《のぞく》

病気の治療や祭り、すす払いなどの掃除には吉とされ、婚礼や旅行、井戸掘りなどは凶とされる。

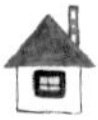

満《みつ》

万物の満ち溢れる、の意がある。婚礼、家づくり、引っ越し、旅行などに吉。薬をのむことや土を動かすには凶とされる。

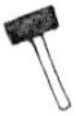

平《たいら》

引っ越しや婚礼のほか、壁塗りや道路修理などに吉とされる日。ただし、種まき、溝を掘るなどは凶とされる。

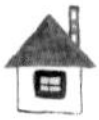

定《さだん》

使用人の雇用、ご祈禱《きとう》、引っ越し、婚礼、土を動かすには吉とされる。ただし、旅行や訴訟を起こすことは凶とされる。

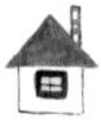

執《とる》

結婚式、種まき、家づくり、井戸掘りなどに吉とされる。旅行や引っ越しなどには凶の日となっている。

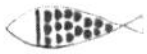

破《やぶる》

この日戦うと必ず傷つく、の意をもつ。漁業や狩猟などに吉とされ、善事は凶。善いことをするには凶、としているのがユニーク。

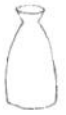

危《あやう》

神を祀《まつ》る、酒を造る、家を造る、結婚、種まきなどの吉日。ただし、船に乗る、高い場所へ登るなどは凶となる。

成《なる》

願いをたてる、入学、旅行、引っ越し、種まき、結婚などに吉。裁判などの訴訟、争いごとには凶とされている。

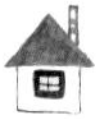

納《おさん》

万物を取り納める、の意がある。入学や婚礼、引っ越し、いろいろな買い物にも吉とされる。凶となるのは葬式、旅行、鍼灸《しんきゅう》など。

開《ひらく》

旅行や引っ越しのほか、習いごと、結婚などの吉日とされる。ただし、葬式など不浄なことは凶。

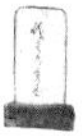

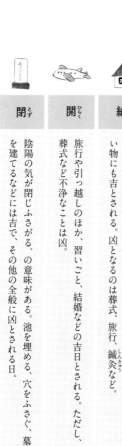

閉《とず》

陰陽の気が閉じふさがる、の意味がある。池を埋める、穴をふさぐ、墓を建てるなどには吉で、その他の全般に凶とされる日。

二十八宿《にじゅうはっしゅく》

28の星座で毎日の吉凶を示す

二十八宿の宿とは星座のことで、28種類の星座に吉凶の意味をつけ、それを日々に配して占うものです。

二十八宿はもともと中国の天文学として、月の天球上の位置を示すために使われました。

月が天球上を1周する道すじにある、28個の目立つ星座を選んで「宿《しゅく》」としたのです。こうして月の位置から太陽の位置を推定し、季節を定めていました。

その後、中国からインドへ伝えられると「牛宿《ぎゅうしゅく》」が除かれて二十七宿となり、おもに日の吉凶を知るために用いられるようになりました。

そして時を経て、再び中国へと逆移入され、やがて日本へも伝えられました。

万事に吉日の鬼宿《きしゅく》はとくに有名

日本では高松塚古墳《たかまつづかこふん》やキトラ古墳の天井に、二十八宿の星座が描かれており、かなり古くから伝えられていたようです。

当初は二十七宿を月や日に配していましたが、貞享《じょうきょう》の改暦後は二十八宿を年・月・日に連続して配当していく方法に変わりました。つまり28年、28カ月、28日を周期に循環していくわけです。

江戸時代には、二十八宿の中で「鬼宿」だけが「きしく」と書かれて、多くの暦にのせられています。この日は万事に吉の最良日とされています。

二十八宿の吉凶

二十八宿の吉凶については暦によって違いが見られるが、鬼宿が最大吉運の日、牛宿がそれに次ぐ吉日というところでは共通している。房宿《ぼうしゅく》、壁宿《へきしゅく》、奎宿《けいしゅく》、婁宿《ろうしゅく》、張宿《ちょうしゅく》なども大吉日とされる。

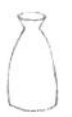

角《かく》

婚礼、衣類の裁断、新しい服をおろす、酒造りなどに吉。葬式は凶。

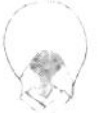

亢《こう》

結納、婚礼、種まき、裁縫などに吉。家を建てる（造作《ぞうさく》）に凶。

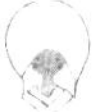

氐《てい》

婚礼、衣類の裁断、新しい服をおろす、酒造りなどに吉。葬式は凶。

房《ぼう》

婚礼、神事、旅行、衣類の裁断、家を建てる（造作）などに大吉。

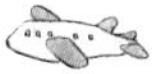

心《しん》

神事、仏事、引っ越し、旅行などに吉。家を建てる（造作）には凶で、盗難にあう。

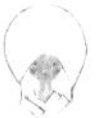

尾《び》

婚礼、開業、引っ越しなどに吉。衣類を裁断すると厄あり。

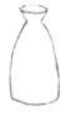

箕《き》

酒・醤油造り、財を納めるに吉。婚礼は大凶で、一生やもめ（寡婦）となる。葬儀にも大凶。

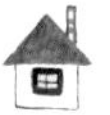

斗《と》

地面を動かすこと、家を建てる（造作）に吉。

牛《ぎゅう》

何をしても吉。鬼宿に次ぐ吉日で、午の刻（昼前後）をのぞいて大変おめでたい日。

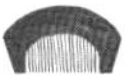

女《じょ》

武器をつくり、髪をすくほかは一切が凶。とくに葬儀は大凶。

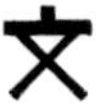

虚《きょ》

入学に吉。家を建てる（造作）と必ず災いがあり。この日は相談ごとも大凶。

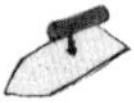

危《き》

壁塗り、かまどづくり、旅行などに吉。衣類を裁断すれば凶とされる。

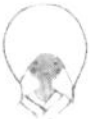

室《しつ》

婚礼、祈願、祭祀、船乗りなどに吉の日。

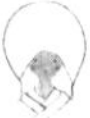

壁《へき》

婚礼、衣類の裁断、家を建てる（造作）などに大吉。

奎《けい》

婚礼、棟上《むねあ》げ、旅行、井戸掘りなど、万事に吉日。

婁《ろう》

婚礼、引っ越し、家を建てる（造作）などに大吉。衣類を裁断すると寿命が増すとされる。

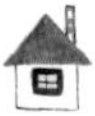

胃《い》

婚礼、就職、家を建てる（造作）には吉。衣類の裁断は大凶。

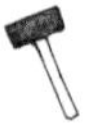

昴《ぼう》

神仏の祈願、手斧《ちょうな》はじめ（大工の仕事始めの儀式）、家を建てる（造作）などに吉。

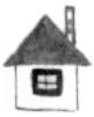

畢《ひつ》

祭礼や神事、不動産の取得などに吉。とくに婚礼には凶。

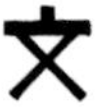

觜《し》

入学のみに吉。家を建てれば（造作）、家財を失う。

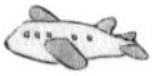

参《しん》

財宝を求める、養子をとる、遠出をする、家を建てる（造作）などに吉。

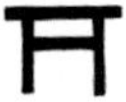

井《せい》

種まきや神事に吉。衣類を裁断すれば離婚となる。

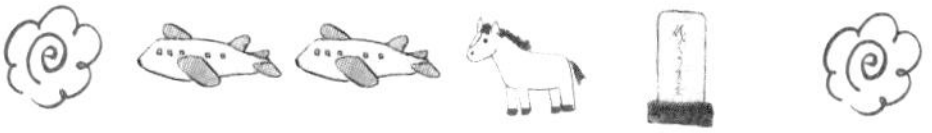

鬼《き》	柳《りゅう》	星《せい》	張《ちょう》	翼《よく》	軫《しん》
鬼宿日《きしゅくにち》。万事に吉。二十八宿で一番のよい日。暦注下段にも特記される場合があった（↓211頁）。	家を建てる（造作）には凶。この日に葬儀をすれば、不幸が重なる。	馬の乗りはじめ、療養をはじめる、などに吉。婚礼や葬儀には凶。	婚礼、旅行、就職などに吉。種まき、養蚕《ようさん》は大きな利益（大利）あり。	旅行や種まきに吉。この日に婚礼すれば離婚となる。	万事に吉。ただし、衣類を裁断すると火難にあう。

暦を楽しむ

枕草子に登場する星

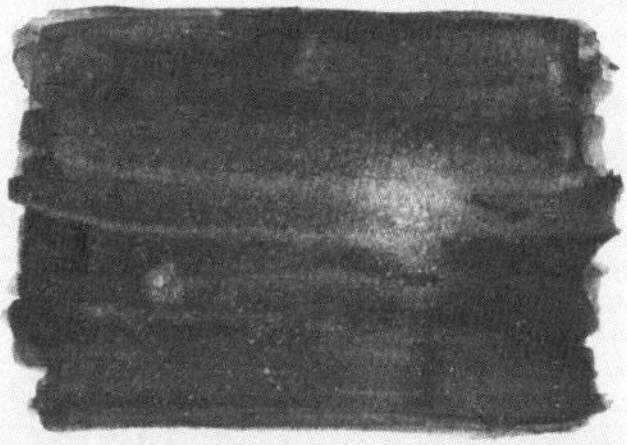

清少納言《せいしょうなごん》の『枕草子』に「星はすばる。ひこぼし。ゆふづつ。……」と、印象の深い星の名があげられています。二十八宿の中でここに登場するのは、昴宿《ぼうしゅく》にある「すばる星」だけです。正式には牡牛座《おうしざ》のプレアデス星団とよばれ、多くの星が集まったものです。「すばる」は外来語ではなく和名で、地方によっては「六連星《むつらぼし》」などとよぶこともあります。肉眼では6個程度しか見ることができませんが、ほのかに、控えめに輝くその姿には独特の趣があります。冬の夜明け頃、いにしえ人も愛でた星をさがしてみませんか。

下段《げだん》（暦注下段）

日々の吉凶を占う

旧暦時代の暦には、さまざまな暦注が記載されていました。これまで紹介した雑注（→188頁）や「暦の中段」といわれた十二直（→202頁）などもその一部です。

なかでも、暦の最下段あたりにのっていた暦注を「下段」「暦注下段」などとよびました。そのほとんどが日々の吉凶を占うものです。

下段は迷信的な要素が強く、その弊害もあることから、何度も国家によって掲載が禁止されてきました。しかし、いつしかまた暦に登場し、現代まで生き残ったものもあります。それだけ日本人は暦注が好き、ということでしょう。

天赦日《てんしゃにち》は暦注で最高の吉日

今ではほとんど目にしなくなった下段ですが、「天赦日」は雑注のひとつとして、カレンダーや運勢暦などで見かけます。

この日は万事に吉日という、暦注の中でも最良の日とされています。貴重なよき日として、大切に現代まで伝えられたのでしょう。

ここからは前半に吉日、後半に凶日と分けて、さまざまな下段を紹介します。「血忌《ちいみ》日《び》」「十死日《じゅうしにち》」など、なかにはおどろおどろしい名称も登場します。信じる、信じないは別として、インパクトのあるネーミングを知るだけでも楽しいかもしれません。

天赦日《てんしゃにち(び)》

特別な大吉日！何かをしたい日

暦には「天しゃ」と書かれる場合もあります。百神《ひゃくがみ》が天にのぼり、天が地上の万物を生かし、その罪を赦《ゆる》す日とされます。

この日は万事によき日で、スペシャルな大吉日といっていいでしょう。とくに婚姻には大吉とされています。

ここまでよい日となれば、何かをはじめるきっかけの日として利用するのも楽しそうです。時代とともに消えた下段が多いなかで、今でも比較的よく目にします。

天赦日が配されるのは以下の4通りです。立春《りっしゅん》より後の戊寅《つちのえとら》の日。立夏《りっか》より後の甲《きのえ》午《うま》の日。立秋《りっしゅう》より後の戊申《つちのえさる》の日。立冬《りっとう》より後の甲子《きのえね》の日。

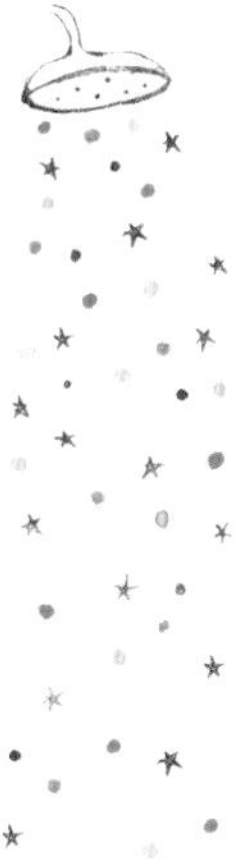

鬼宿日《きしゅくにち(び)》

名前の印象と逆に最良の日

「鬼宿」は二十八宿（→206頁）の中の最良日なので、旧暦時代は暦によっては、下段にも「鬼宿日」「きしく」として特記することがありました。

暦注には凶日が多いので、こうしたよい日をとくに強調したかったのでしょうか。この日を楽しみにしていた人も多かったのでは。

大明日《だいみょうにち》

旅行や移転、建築の大吉日

天地が開通してすみずみまで太陽が照らす日という意味から、吉事や善事を行うと大吉になるという日。とくに建築、旅行、移転によいとされています。

大明日の日取り

月には関係なく、下記の干支の日が大明日となる。

戊午《つちのえうま》	癸酉《みずのととり》	丁亥《ひのとい》	乙巳《きのとみ》	辛亥《かのとい》
己巳《つちのとみ》	丁丑《ひのとのうし》	壬辰《みずのえたつ》	丙午《ひのえうま》	丙辰《ひのえたつ》
庚午《かのえうし》	己卯《つちのとう》	乙未《きのとひつじ》	丁未《ひのとひつじ》	己未《つちのとひつじ》
辛未《かのとひつじ》	壬午《みずのえうま》	壬寅《みずのえとら》	己酉《つちのととり》	庚申《かのえさる》
壬申《みずのえさる》	甲申《きのえさる》	甲辰《きのえたつ》	庚戌《かのえいぬ》	辛酉《かのととり》

神吉日《かみよしにち(び)》

神社への参拝など神事に吉

神社への参拝、祭礼、祖先を祀《まつ》ることなど、神事に関することが吉となる日。

六十干支（→187頁）のうち、左の33種類の干支が神吉日の配される日となります。

神吉日の日取り

乙丑《きのとうし》	丁丑《ひのとうし》	辛卯《かのとう》	辛丑《かのとうし》	己酉《つちのととり》	庚申《かのえさる》
丁卯《ひのとう》	己卯《つちのとう》	甲午《きのえうま》	癸卯《みずのとう》	辛亥《かのとかのと》	辛酉《かのととり》
己巳《つちのとみ》	壬午《みずのえうま》	丙申《ひのえさる》	乙巳《きのとみ》	壬子《みずのえね》	癸亥《みずのとい》
庚午《かのえうま》	甲申《きのえきのえ》	丁酉《ひのととり》	丙午《ひのえうま》	乙卯《きのとう》	
壬申《みずのえさる》	乙酉《きのととり》	己亥《つちのとい》	丁未《ひのとひつじ》	戊午《つちのえうま》	
癸酉《みずのととり》	戊子《つちのえね》	庚子《かのえかのえ》	戊申《つちのえさる》	己未《つちのとひつじ》	

天恩日《てんおんにち》

おめでたいことに用いれば大吉日

暦には「天おん」と書かれることもあります。その名のとおり天からの恩がある日とされ、吉事（おめでたいこと）に用いると大吉となる日。ただし、凶事に用いてはならない、とされます。

天恩日の日取り

月には関係なく表の干《え》支《と》の日が天恩日（諸説の一例）となる。

甲子《きのえね》	乙丑《きのとうし》	丙寅《ひのえとら》	丁卯《ひのとう》
戊辰《つちのえたつ》	己卯《つちのとう》	庚辰《かのえたつ》	辛巳《かのとみ》
壬午《みずのえうま》	癸未《みずのとひつじ》	己酉《つちのととり》	庚戌《かのえいぬ》
辛亥《かのとい》	壬子《みずのえね》	癸丑《みずのとうし》	

月徳日《つきとくにち》

土いじりや家の増改築の吉日

家の増改築や、土に関わる行いには吉とされる日です。天恩日や母倉日《ぼそうにち》と同じ種類の吉日で「月とく」と表記されることもあります。ガーデニングや植栽など、土をいじる作業をしてみるのもいいかもしれません。

月徳日の日取り

月徳日は節切り（→191頁）の月ごとに、下記の干支の日に配される。

1月、5月、9月	丙《ひのえ》の日
2月、6月、10月	甲《きのえ》の日
3月、7月、11月	壬《みずのえ》の日
4月、8月、12月	庚《かのえ》の日

母倉日《ぼそうにち》

婚礼に大吉

母が子を育てるように、天が人を慈しむ日といわれています。とくに婚礼に大吉とされる日です。さらに、普請や造作《ぞうさく》などの建築にも吉とされます。

母倉日の日取り

母倉日は節切り（→191頁）で、下の表のように配される。

1月、2月	子《ね》の日、亥《い》の日
3月、6月、9月、12月	巳《み》の日、午《うま》の日
4月、5月	寅《とら》の日、卯《う》の日
7月、8月	丑《うし》の日、辰《たつ》の日、未《ひつじ》の日、戌《いぬ》の日
10月、11月	申《さる》の日、酉《とり》の日

受死日《じゅしにち》（黒日《くろび》）

最低の大悪日。万事に忌むべき日

受死日は俗に黒日ともいわれ、暦の下段に●の印が書かれ、その下に縦の棒を引いて示します。

最低の大悪日とされ、この日に病を受けると死に至る、ともいわれます。病気見舞い、服薬、鍼灸《しんきゅう》、旅行などに凶で、百事に忌むべき日とされます。

受死日の日取り　節切りの月ごとに、日に配される干支で決まる。

1月	2月	3月	4月	5月	6月	7月	8月	9月	10月	11月	12月
戌《いぬ》の日	辰《たつ》の日	亥《い》の日	巳《み》の日	子《ね》の日	午《うま》の日	丑《うし》の日	未《ひつじ》の日	寅《とら》の日	申《さる》の日	卯《う》の日	酉《とり》の日

十死日《じゅうしにち》

万事に凶の大悪日

受死日に次ぐ凶日で、すべてにおいて大悪日《だいあくにち》です。受死日とは違い、この日に葬儀をすると災難があるとされました。十死一生日《じっしいっしょうび》、天殺日《てんさつび》など物騒な別名でもよばれています。

十死日に該当するのは酉《とり》、巳《み》、丑《うし》のいずれかの日に限定されています。

十死日の日取り 節切りの月ごとに、日に配される干支で決まる。

1月	2月	3月	4月	5月	6月	7月	8月	9月	10月	11月	12月
酉の日	巳の日	丑の日	酉の日	巳の日	丑の日	酉の日	巳の日	丑の日	酉の日	巳の日	丑の日

血忌日《ちいみにち》（血忌日《ちいみび》）

鍼灸など血を見る行いを忌む日

何ともおそろしい名称ですが、この日は何ごとも血を見ることに凶とされる日です。

とくに鍼灸、狩猟、死刑の執行のほか、奉公人の雇い入れにも凶とされます。

古くからある暦注のひとつです。

血忌日の日取り 節切りの月ごとに、日に配される干支で決まる。

1月	2月	3月	4月	5月	6月	7月	8月	9月	10月	11月	12月
丑の日	未の日	寅の日	申の日	卯の日	酉の日	辰の日	戌の日	巳の日	亥の日	午の日	子の日

帰《き》忌《こ》日《にち(び)》

引っ越しや遠出に注意する日

帰忌とはある星の精のことで、この日は天から星の精が降りて、門のところで家人が帰ってくるのを妨害するといいます。

古い暦では遠出や引っ越しなどを忌み、暦によってはお金の貸し出しが不吉、としているものがあります。節切り（→191頁）で日取りをします。

帰忌日の日取り

帰忌日には、3カ月ごとに同じ干支の日が配される。

1月、4月、7月、10月	丑《うし》の日
2月、5月、8月、11月	寅《とら》の日
3月、6月、6月、12月	子《ね》の日

復《ふく》日《にち(び)》

吉凶どちらも重なる日

この日に吉事を行えば吉が重なり、凶事を行えば凶が重なるとされます。

善行を行うことは大吉とされますが、婚礼は再婚に通じることから凶とされています。

復日の日取り

日取りは、節切り（→191頁）の月ごとに配される十干で決まる。

1月、7月	甲《きのえ》の日、庚《かのえ》の日
2月、8月	乙《きのと》の日、辛《かのと》の日
3月、6月、9月、12月	戊《つちのえ》の日、己《つちのと》の日
4月、10月	丙《ひのえ》の日、壬《みずのえ》の日
5月、11月	丁《ひのと》の日、癸《みずのと》の日

重日《じゅうにち(び)》

治療や種まきに凶。商売には吉日

復日と同じように、この日は行ったことが重なって生じるとされ、吉事を行うとますますよくなり、凶事に用いるとさらに悪くなるとされます。ただし、吉事でも婚礼は重なることが離婚に通じてよくないといわれます。

そのほか、仏事、出家、治療、種まきなどが凶とされ、商売、入学、服の着初めなどは吉とされます。

重日は、月には関係なく、1年を通して「巳《み》の日」と「亥《い》の日」があてられます。これは「巳の日」には陽が重なり、「亥の日」には陰が重なる、とされるところからです。

天火日《てんかにち(び)》

棟上《むねあ》げは後の火災につながる凶日

五行説（↓183頁）では火を天火《てんか》、地火《じか》、人火《じんか》に分けています。このうち天火とは「天に火気がはなはだしい」という意で、この日に家の棟上げや屋根葺《ふ》きなどをすると、必ず火災になるとされます。そのほか、家屋の修造や引っ越しなどにも凶日です。

日取りは節切り（↓191頁）の月ごとに、日の干支で決められます。1月、5月、9月は子《ね》の日。2月、6月、10月は卯《う》の日。3月、7月、11月は午《うま》の日。4月、8月、12月は酉《とり》の日となっています。

地火日《じかにち(び)》

土にかかわることの凶日

天火日と同じように、五行説の火のひとつ。大地に火気が激しく、地の気が炎上する凶日とされます。

したがって土を動かすこと、基礎を築くこと、井戸掘り、種まき、お墓を建てること、葬儀などに凶とされます。

日取りは節切り（↓191頁）の月ごとに、以下のように日が決められています。

1月は巳の日、2月は午の日、3月は未《ひつじ》の日、4月は申《さる》の日、5月は酉の日、6月は戌《いぬ》の日、7月は亥の日、8月は子の日、9月は丑《うし》の日、10月は寅《とら》の日、11月は卯の日、12月は辰《たつ》の日となります。

歳下食《さいげじき》

食べ過ぎ、飲み過ぎを慎む日

ある星の精が下界へ降りて食事をする日で、軽い凶日となります。

とくに暴飲暴食（大食・大酒）を慎むようにされています。

また、俵の口を開ける、種まき、草木を植えるなどにも凶とされます。

軽い凶日なので、吉日の暦注《れきちゅう》と重なる場合は忌むことはないとされますが、凶日と重なるときは凶が重くなるとされます。

歳下食の日取りは年（干支）によって、日の干支が決まります。

歳下食の日取り

年によって配される日が変わる。1年のうちに、同じ干支の日は60日ごとにめぐってくる。

年	日
子年	丁丑《ひのとうし》の日
丑年	庚寅《かのえとら》の日
寅年	丁卯《ひのとう》の日
卯年	壬辰《みずのえたつ》の日
辰年	丁巳《ひのとみ》の日
巳年	丙午《ひのえうま》の日
午年	丁未《ひのとひつじ》の日
未年	庚申《かのえさる》の日
申年	丁酉《ひのととり》の日
酉年	丙戌《ひのえいぬ》の日
戌年	辛亥《かのとい》の日
亥年	庚子《かのえね》の日

往亡日《おうもうにち》

移転、婚礼などをさける凶日

「往《ゆ》きて滅ぶ日」とされて、昔はこの日に進軍すること、遠出を凶としました。ほかに移転や婚礼などにも凶とされます。

日取りは少し変わっていて、節切り（→191頁）の節気の日（→下の表）からの日数で決められます。節気の日も含めて数えていきます。

		節気の日
1月	7日目	1月節気 立春《りっしゅん》
2月	14日目	2月節気 啓蟄《けいちつ》
3月	21日目	3月節気 清明《せいめい》
4月	8日目	4月節気 立夏《りっか》
5月	16日目	5月節気 芒種《ぼうしゅ》
6月	24日目	6月節気 小暑《しょうしょ》
7月	9日目	7月節気 立秋《りっしゅう》
8月	18日目	8月節気 白露《はくろ》
9月	27日目	9月節気 寒露《かんろ》
10月	10日目	10月節気 立冬《りっとう》
11月	20日目	11月節気 大雪《たいせつ》
12月	30日目	12月節気 小寒《しょうかん》

方位神《ほういしん》

方位の吉凶を行動の指針に

暦注で日々の吉凶を占うように、古くから方位の吉凶を示す方位神というものがあります。

平安時代にはすでに行われていたとされ、当時の貴族が行動の指針のひとつにしていたともいわれます。

旧暦時代の暦を見ると、ほぼこの方位神がのっています。家の建築、引っ越し、結婚、旅行や開店など、生活のさまざまな局面で使われていたようです。現在でも運勢暦などにはのせられています。

ちなみに、恵方巻きの「恵方」とは、歳徳神《としとくじん》という方位神が位置する方角のことです。

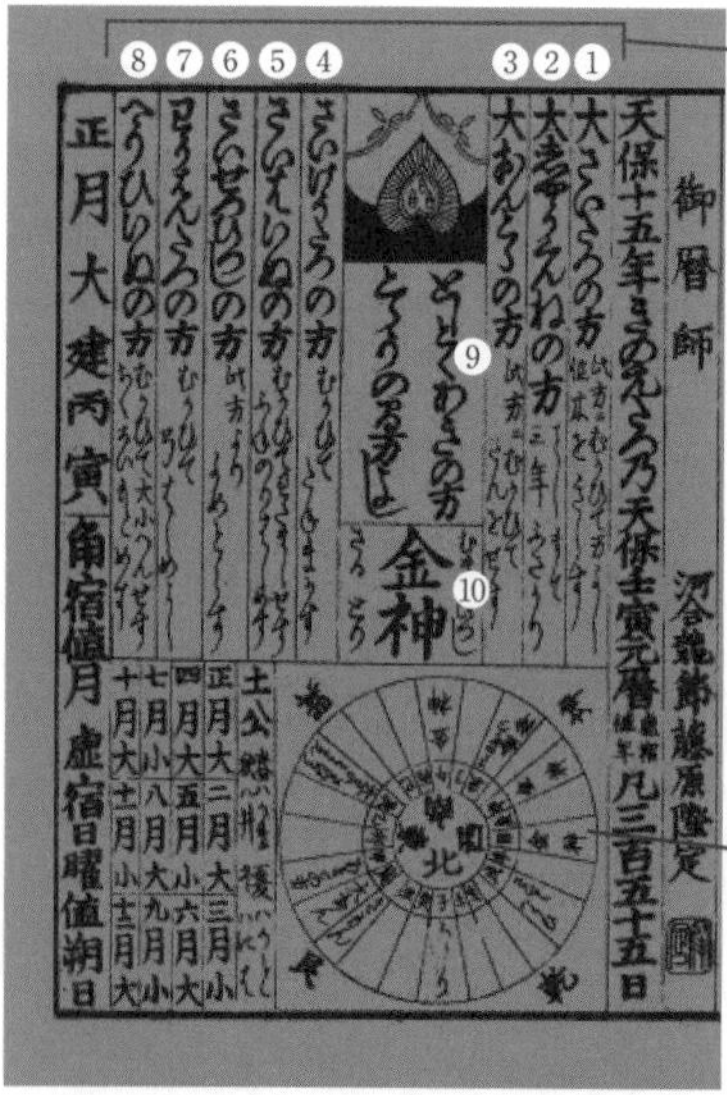

旧暦時代の暦のはじめに方位神（八《はっ》将神《しょうじん》と金神《こんじん》）が紹介されている。

それぞれの方位神が、その年に所在する方位にあてはめられた方位図

1 太歳神《たいさいじん》
2 大将軍《だいしょうぐん》
3 大陰神《だいおんじん》
4 歳刑神《さいぎょうしん》
5 歳破神《さいはしん》
6 歳殺神《さいせつしん》
7 黄幡神《おうばんじん》
8 豹尾神《ひょうびしん》
9 歳徳神《としとくじん》
10 金神《こんじん》

吉神《きちしん》

人を助け幸福をもたらす神

紹介する代表的な吉神は、その所在する方位が吉方位となります。そちらに向かって事を行えば、福徳をもたらす神です。

歳禄神《さいろくしん》

歳禄神は1年間の吉福をつかさどる神。この神の位置する方位に向かっての旅行、開店、取引、家の建築など、すべて成就して大成功をおさめるとされる。

歳禄神の位置する方位

年の干支に含まれる十干《じっかん》	位置する方位
甲《きのえ》の年	寅の方位
乙《きのと》年	卯の方位
丙《ひのえ》の年	巳の方位
丁《ひのと》の年	午の方位
戊《つちのえ》の年	巳の方位
己《つちのと》の年	午の方位
庚《かのえ》の年	申の方位
辛《かのと》の年	酉の方位
壬《みずのえ》の年	亥の方位
癸《みずのと》の年	子の方位

※方位については→186頁の方位図を参照してください。

歳徳神《としとくじん》

ほとんどの暦の最初にのせられる吉神。その年の福徳をつかさどる神で、この神の位置する方位が「明の方」、つまり「恵方」となる。恵方は万事に吉とされる、大吉祥の方位。

歳徳神の位置する方位

年の干支に含まれる十干《じっかん》	位置する方位
甲《きのえ》か己《つちのと》の年	寅と卯の間・東北東
乙《きのと》か庚《かのえ》の年	申と酉の間・西南西
丙《ひのえ》、戊、辛、癸の年	巳と午の間・南南東
丁《ひのと》か壬《みずのえ》の年	亥と子の間・北北西

※方位については→186頁の方位図を参照してください。

凶神《きょうしん》

災いをもたらす凶方位の神たち

方位神の凶神は、その年に所在する方位が凶方位となります。

そちらに向かって事を行えば、災いや災厄をもたらす神とされています。

ここではその代表として、さまざまな凶神の中でも、ほとんどの暦にのっている八《はっ》将神《しょうしん》を紹介します。

八将神《はっしょうしん》

現在ではあまり見かけませんが、旧暦時代の暦では「暦の初めは八将神」といわれるほど親しまれた方位神です。太歳神《たいさいじん》、大将軍《だいしょうぐん》、大陰神《だいおんじん》、歳刑神《さいぎょうしん》、歳破神《さいはしん》、歳殺神《さいせつしん》、黄幡神《おうばんしん》、豹尾神《ひょうびしん》の8つの神を八将神といいます。その年の干支に含まれる十二支によって位置する方位が決まります。

1 太歳神《たいさいじん》

年の干支の十二支の方位に位置します。この神の位置する方位へ向かっての引っ越し、家の建築、取引、結婚などはすべて吉とされます。ただし、樹木を切る、草を刈るなどは禁じられています。

2 大将軍《だいしょうぐん》

軍人の神様で気性が荒く、万物を殺伐する大凶神です。同じ方位に3年間居続けるので、俗に「3年ふさがり」といわれて忌まれました。この方位への引っ越し、旅行、土を動かすことなどをすると、病気やケガをするとされています。

3 大陰神《だいおんじん》

この神の位置する方位へ向かって縁談、出産など、女性に関することは忌むべきとされています。ただし、学問や芸術に関することは行うとよい、とされます。

4 歳刑神《さいぎょうしん》

殺伐をつかさどる凶神です。この神

が位置する方位へ向かっての種まき、木を切る、土を動かすなどが凶とされます。

5 歳破神《さいはしん》

つねに太歳神の反対方位に位置する神です。この神の位置する方位へ向かっての引っ越し、旅行、結婚などが凶とされ、この禁を犯すと、その家の主人に災難があるとも。

6 歳殺神《さいせっしん》

殺気をつかさどり、万物を滅する凶神。この神の位置する方位へ向かっての結婚、出産、建築、旅行などは忌むべし、とされています。とくに嫁取りは禁忌とされました。

7 黄幡神《おうばんしん》

土をつかさどる凶神で、この神の位置する方位へ向かっての建築、引っ越し、門造り、井戸掘りなどは凶とされます。

8 豹尾神《ひょうびしん》

つねに黄幡神の反対方位に位置する神です。不浄を嫌う神で、この神の位置する方位へ向かっての排泄、牛馬などの家畜類を求めることは凶とされます。

その年の干支によって、八将神の位置する方位が決まる。たとえば大将軍なら、干支が「子」の年には「酉」の方位に。同じく「寅」の年には「子」の方位に位置する。

八将神の位置する方位

神名＼年の干支	子	丑	寅	卯	辰	巳	午	未	申	酉	戌	亥
太歳神	子	丑	寅	卯	辰	巳	午	未	申	酉	戌	亥
大将軍	酉	酉	子	子	子	卯	卯	卯	午	午	午	酉
大陰神	戌	亥	子	丑	寅	卯	辰	巳	午	未	申	酉
歳刑神	卯	戌	巳	子	辰	申	午	丑	寅	酉	未	亥
歳破神	午	未	申	酉	戌	亥	子	丑	寅	卯	辰	巳
歳殺神	未	辰	丑	戌	未	辰	丑	戌	未	辰	丑	戌
黄幡神	辰	丑	戌	未	辰	丑	戌	未	辰	丑	戌	未
豹尾神	戌	未	辰	丑	戌	未	辰	丑	戌	未	辰	丑

※方位については→186頁の方位図を参照してください。

松村賢治（まつむら・けんじ）

１９４２年広島市生まれ。一級建築士。大阪大学大学院建築工学修士課程修了後、竹中工務店に勤務。74年に同社を退社し、1年9カ月に及ぶヨット世界周航の旅へ。81年に社団法人大阪南太平洋協会（ＡＳＰＡ：現一般社団法人南太平洋協会）を設立、理事長に就任。87年から同協会より「旧暦カレンダー」を企画・発行し、全国で旧暦に関する講演・勉強会を催す一方、パプアニューギニア、マーシャル諸島等で自立支援活動・建設指導ボランティア等に従事している。各地で町づくり、村おこしのアドバイスも行う。二往生活（二域居住）、炭文化・直火文化の見直しを実践。２０１７年逝去。

主な著書、監修書に『旧暦と暮らす―スローライフの知恵ごよみ』（文春文庫）、『続々と、旧暦と暮らす』（ビジネス社）、『見直しへの旅』『旧暦で今をたのしむ「暮らし歳時記」』（ＰＨＰ研究所）などがある。

本作品は小社より２０１５年９月に刊行された『暦のある暮らし』を改題し、再編集して文庫化したものです。

だいわ文庫

和《わ》の暦手帖《こよみてちょう》
二十四節気《にじゅうしせっき》と七十二候《しちじゅうにこう》を愉《たの》しむ

著者 松村賢治《まつむらけんじ》

二〇二〇年一二月一五日第一刷発行

発行者 佐藤 靖
発行所 大和《だいわ》書房
東京都文京区関口一―三三―四 〒一一二―〇〇一四
電話 〇三―三二〇三―四五一一

フォーマットデザイン 鈴木成一デザイン室
本文デザイン 眞柄花穂(Yoshi-des.)
本文イラスト 押金美和
編集協力 児玉光彦
本文印刷 歩プロセス カバー印刷 山一印刷
製本 ナショナル製本

ISBN978-4-479-30845-4

http://www.daiwashobo.co.jp